Bushu Harna
Virender Gautam
Dhananjaya Sabat

Instrumentação específica para o doente em TKR: Vantagem ou moda

Bushu Harna
Virender Gautam
Dhananjaya Sabat

Instrumentação específica para o doente em TKR: Vantagem ou moda

ScienciaScripts

Imprint

Cover image: www.ingimage.com

This book is a translation from the original published under ISBN 978-620-2-30865-6.

Publisher:
Sciencia Scripts
is a trademark of
Dodo Books Indian Ocean Ltd. and OmniScriptum S.R.L publishing group

120 High Road, East Finchley, London, N2 9ED, United Kingdom
Str. Armeneasca 28/1, office 1, Chisinau MD-2012, Republic of Moldova, Europe
Printed at: see last page
ISBN: 978-620-8-26443-7

ÍNDICE DE CONTEÚDOS

Capítulo 1

INTRODUÇÃO

A substituição total do joelho (TKR) é um dos procedimentos cirúrgicos mais comuns, avançados e em evolução na ortopedia. É o tratamento de eleição para a artrite avançada do joelho em doentes com mais de 50 anos. O objetivo da TKR é alcançar um resultado funcional bem sucedido a longo prazo com o mínimo de complicações. Um eixo mecânico dos principais factores de previsão de um resultado bem sucedido após a TKR é a restauração do membro inferior. Os erros técnicos podem ter efeitos prejudiciais na função e na sobrevivência do implante. O mau posicionamento dos componentes pode levar a desgaste e afrouxamento, ou instabilidade patelar, resultando em fracasso precoce e cirurgia de revisão.[1 2] Apenas 3° de angulação em varo/valgo podem alterar significativamente a distribuição da pressão e a carga total nos compartimentos medial e lateral do componente tibial.[3] O corte e o alinhamento do osso têm de ser conseguidos em três planos ortogonais entre si. Os cirurgiões podem não ser capazes de reconhecer até 10° de flexão do joelho devido a componentes femorais e tibiais fletidos, e tendem a rodar internamente o implante femoral.[4] As técnicas cirúrgicas actuais baseiam-se em gabaritos de alinhamento intramedular. Os sistemas de Instrumentação Convencional (IC) têm sido reportados como tendo limitações que afectam a precisão final da cirurgia, especialmente o corte do osso e o alinhamento do implante.[4 5] Para além disso, os sistemas CI baseiam-se na geometria média do osso, que pode variar muito entre pacientes. Erros de desalinhamento significativos (> 3°) resultaram da utilização de hastes extra medulares e intramedulares (IM).[4] Os sistemas de instrumentação convencionais são ferramentas relativamente complexas com numerosos gabaritos e acessórios. A sua montagem é morosa e pode dar origem a erros. A utilização de guias de alinhamento implica a violação dos canais IM. Isto pode levar a um maior risco de hemorragia, infeção, embolia gorda e fracturas.[6 7 8 9 10]

Embora a instrumentação cirúrgica convencional tenha sido repetidamente modificada, parece que é improvável que novos refinamentos ultrapassem as suas desvantagens inerentes, tais como a multiplicidade de instrumentos e a perfuração do canal medular. Assim, é necessária uma alternativa aos sistemas de IC. A navegação convencional e os dispositivos baseados em RMN foram experimentados, mas têm as suas próprias limitações.

As técnicas de navegação continuam a exigir a utilização de instrumentos convencionais para efetuar os vários cortes ósseos. Existe uma necessidade crescente de introduzir a ergonomia no local de trabalho cirúrgico.[11] Inicialmente, foram introduzidos dispositivos baseados em RMN, mas devido à ineficácia em termos de custos e ao consumo de tempo, foram substituídos por dispositivos guiados por TC (sistema de navegação). Isto reduzirá a instrumentação necessária e o tempo operatório, bem como a quantidade de perda de sangue durante o sistema de IC

A cirurgia guiada por TC é uma tecnologia que tem o potencial de melhorar a precisão e a reprodutibilidade e de ultrapassar os inconvenientes das técnicas convencionais de TKR, como a perfuração intramedular. Envolve o corte e a maquinagem do osso. Eliminaram a utilização de guias de alinhamento. Estudos demonstraram que o alinhamento do membro inferior pode ter um efeito significativo na sobrevivência[12, 13] . Mason[14] sugeriu que é preferível um alinhamento mecânico neutro com uma tolerância de varo a valgo de ±3°. Radermacher[15] publicou a utilização de um modelo individual para a colocação de um implante em 1998. Mostrou que os dados da tomografia computorizada (TC) podem ser utilizados para produzir um instrumento ortopédico para utilização com parafusos pediculares, osteotomias pélvicas triplas e próteses de joelho. Howell[16] utilizou imagens de ressonância magnética para criar guias de corte tibial e femoral personalizadas utilizando implantes padrão alinhados com as superfícies articulares. A "Instrumentação Específica do Paciente" (PSI) é um novo e excitante desenvolvimento, que oferece todos os benefícios da cirurgia assistida por computador sem as desvantagens. Esta técnica exige que o doente faça uma ressonância magnética da perna afetada antes da cirurgia e esta é depois utilizada para desenvolver um modelo tridimensional do joelho do doente. Sisto[17] descreveu um processo em que é feita uma TAC do joelho que é utilizada para criar um modelo do fémur distal do doente. O modelo é enviado para o cirurgião, que o pode utilizar para recomendar quais os osteófitos que devem ser removidos. O modelo ósseo é devolvido ao fabricante do implante, que produz então o implante femoral patelar personalizado. No caso da substituição total do joelho, ocorre uma alteração significativa da anatomia anterior à doença. O ligamento cruzado anterior é sempre excisado e, em 65% dos casos, o ligamento cruzado posterior é removido. A superfície articular do planalto tibial é colocada perpendicularmente ao eixo mecânico, o que representa cerca de 3° de valgo em relação ao alinhamento natural. O componente femoral é colocado em rotação externa, principalmente para ter em conta o maior espaço lateral criado pelo corte em valgo no planalto tibial. Além disso, o tamanho e a forma do componente femoral é uma interpretação concebida do que é geometricamente um fémur distal médio. Quando visto no plano sagital, o joelho humano natural não tem côndilos tibiais simétricos. A maioria dos componentes femorais do joelho não respeitam estas diferenças anatómicas em favor de um desenho simplificado quase simétrico. Todos estes factores conspiram para produzir um movimento no doente com substituição total do joelho que é diferente do que o doente tinha no estado anterior à doença. Várias publicações demonstraram este facto em estudos cinemáticos in vivo.[18-20] O objetivo da cirurgia personalizada do joelho deve ser restaurar o joelho do doente o mais próximo possível do seu estado anterior à doença, corrigindo qualquer deformidade subjacente. Atualmente, as substituições totais do joelho personalizadas são, na verdade, gabaritos de colocação personalizados para um doente específico, utilizando implantes de joelho padrão prontos a usar. É efectuada uma TAC ou uma ressonância magnética do joelho do doente. Os dados são processados num sistema de desenho assistido por computador e os gabaritos de colocação femoral e tibial primários são concebidos e fabricados para esse doente. Uma vez concluído o corte femoral distal primário e o corte tibial proximal, a restante preparação óssea é efectuada com instrumentos padronizados prontos a utilizar.[21]

Capítulo 2

LACUNAS NOS ESTUDOS EXISTENTES

1. Escassez de literatura sobre a instrumentação específica do paciente assistida por gabaritos guiados por TC em TKR.

2. Poucos estudos para avaliar a instrumentação convencional e a instrumentação específica do doente no alinhamento do eixo e na perda de sangue

Capítulo 3

HIPÓTESE DE INVESTIGAÇÃO

Nossa hipótese é que a TKR assistida por gabarito guiada por TC seja mais mecanicamente alinhada à biomecânica ideal do joelho do que o sistema de TKR convencional.

Capítulo 4

REVISÃO DA LITERATURA

A artroplastia total do joelho é, sem dúvida, uma das histórias de sucesso cirúrgico dos tempos modernos. O número de artroplastias primárias do joelho efectuadas anualmente aumentou exponencialmente na última metade do século XX.

A história

A história da artroplastia total do joelho começou em 1860, quando o cirurgião alemão Themistocles Gluck implantou as primeiras articulações primitivas feitas de marfim. O desenvolvimento foi realmente impulsionado com a introdução da articulação de Walldius em 1951: inicialmente fabricada em acrílico e mais tarde, em 1958, em cobalto e cromo.[22]

No início da década de 1960, a artroplastia total da anca cimentada com metal sobre polietileno de John Charnley inspirou o desenvolvimento da moderna substituição total do joelho.[23] Gunston, do mesmo centro que Charnley, concebeu um joelho não articulado que substituía os lados medial e lateral da articulação por componentes condilares separados.

A biomecânica melhorada resultou da preservação dos ligamentos cruzados e colaterais intactos, que mantiveram a estabilidade dos componentes femorais e tibiais não ligados, e de um desenho que permitiu que o centro de rotação mudasse com a flexão do joelho.[24]

O design condilar de metal sobre polietileno - substituindo completamente as superfícies de articulação femoral e tibial - foi prosseguido durante o início dos anos 70 em centros de todo o mundo.[25-30]

A ATJ moderna começou por volta de 1970; Insall (1993) dividiu a história da conceção e da técnica da ATJ moderna em três décadas:

a) Os anos 70 marcaram um período de experimentação e evolução. Esta evoluiu para a substituição da superfície com um componente tibial em UHMWPE de uma só peça e para o resurfacing patelar.

b) A década de 1980 assistiu a avanços significativos nas técnicas cirúrgicas e na instrumentação que tornaram a ATJ mais reprodutível. Foram introduzidos novos conceitos, por exemplo, a ressecção óssea mínima.

c) A década de 1990 foi o período de reavaliação e de regresso a conceitos anteriores, por exemplo, a utilização crescente de cimento, superfícies mais conformes.

A artroplastia unicompartimental do joelho desenvolveu-se em paralelo com a substituição total do joelho a partir dos primeiros esforços de McKeever e Elliott em 1952.[31] No entanto, uma vez que o procedimento unicompartimental substitui apenas a parte doente da articulação com uma cinemática ou movimento articular mais natural,[32 33] as indicações para a sua utilização são mais limitadas.

Cinemática da articulação do joelho

Os ossos que formam a articulação do joelho são o fémur, a tíbia e a rótula. Tanto o fémur esquerdo como o direito convergem para o joelho e cada tíbia é quase vertical, o fémur e a tíbia encontram-se num ângulo de cerca de 5-12° ; um ângulo maior resulta em genu valgum e um ângulo menor resulta em genu varum. Função patelo-femoral: joelho de 0-20° de é acompanhada pela rotação interna da tíbia, que diminui o ângulo Q e o vetor lateral do músculo quadricípite. A patela é puxada para a incisura troclear do fémur e o contacto patelo-femoral é feito de 0 a 20° de flexão do joelho. O contacto inicial é feito na faceta lateral da patela. Uma maior flexão do joelho move a patela anteriormente em relação ao centro de rotação do joelho, o que melhora a vantagem mecânica do mecanismo do quadricípite. A patela continua a mover-se lateralmente a 90° de flexão do joelho, e a borda lateral da patela fornece o local de carga primária.

Côndilos: O fémur termina em dois côndilos arredondados, unidos anteriormente à superfície articular da patela e separados posteriormente por uma fossa intercondilar profunda. Os côndilos estão quase alinhados com a parte anterior da haste, mas projectam-se para trás muito para além da haste, como na letra J, circunstância importante para o movimento da articulação. O côndilo medial é maior, mais curvo e projecta-se mais do que o côndilo lateral, o que explica o ângulo entre o fémur e a tíbia. Os lados dos côndilos são ásperos e projectam-se ligeiramente como epicôndilos medial e lateral. Quanto maior for a protuberância posterior do côndilo femoral, maior pode ser a ADM em flexão, uma vez que a tíbia desliza em torno da convexidade; isto permite a flexão total sem contacto entre as margens articulares posteriores da tíbia e do fémur. As superfícies cartilagíneas espessas do joelho ajudam a distribuir a carga reactiva da articulação por uma vasta área e contribuem para a forma de came dos côndilos, o que maximiza o braço de alavanca do extensor.

Na artrite degenerativa, a qualidade da cartilagem articular perde-se. À medida que o desgaste ocorre, a articulação patelo-femoral fica reduzida a um contorno cilíndrico. O contorno mecânico perde-se, mas o desgaste na área de contacto osso-osso é reduzido.

Retrocesso e deslizamento da articulação do joelho

Devido ao contorno dos côndilos femorais e tibiais, a flexão e a extensão da articulação do joelho não são movimentos simples de dobradiça. A flexão e a extensão não ocorrem em torno de um eixo de rotação transversal fixo, mas sim em torno de um centro de rotação em constante mudança, ou seja, uma rotação policêntrica. Por exemplo, em flexão total, as porções posteriores dos côndilos femorais estão em contacto com as porções posteriores dos côndilos tibiais. O joelho é estendido, os côndilos femorais rolam sobre os côndilos tibiais e os meniscos, movimento semelhante ao de uma cadeira de baloiço. Há também um deslizamento do fémur para trás. À medida que a extensão progride, o côndilo lateral mais curto e mais curvado esgota a sua superfície articular e é controlado pelo LCA. O côndilo medial, maior e menos curvado, continua a sua rotação para a frente e desliza para trás, auxiliado pelo aperto do LCP, o que resulta numa rotação medial do fémur que aperta os ligamentos colaterais e a articulação é "aparafusada".

A flexão do joelho estendido é precedida pela rotação lateral do fémur (ou rotação medial da tíbia), normalmente produzida pelo músculo poplíteo. Esta rotação relaxa a tensão dos ligamentos colaterais o suficiente para permitir a flexão. A relação exacta entre o rolamento e o deslizamento varia de indivíduo para indivíduo e não se mantém constante ao longo de todos os graus de flexão. Estima-se que seja de um para dois no início da flexão e que aumente para um para quatro no final da flexão. Durante a marcha normal, a tíbia sofre uma rotação interna durante a fase de balanço e uma rotação externa durante a fase de apoio. Uma vez que o côndilo femoral medial é maior do que o côndilo femoral lateral, a distância entre o ponto de contacto de flexão extrema e o ponto de contacto de extensão extrema do côndilo femoral medial é cerca de 17 mm superior à do côndilo femoral lateral. À medida que a tíbia se desloca da flexão para a extensão, o planalto tibial medial tem de percorrer uma distância maior.

Alinhamento na substituição total do joelho

Durante a substituição total do joelho (TKR), o cirurgião tem como objetivo conseguir um bom alinhamento dos componentes femoral, tibial e patelar. Isto pode reduzir a tensão mecânica colocada nas superfícies de apoio e a tensão de corte nas interfaces osso/prótese ou osso/cimento/prótese. Um bom alinhamento também ajuda a equilibrar as forças transmitidas ao envelope de tecidos moles, o que é crucial para o funcionamento correto da articulação. Em circunstâncias normais, na posição de pé, uma linha vertical traçada para baixo a partir da sínfise púbica é conhecida como o eixo vertical. Entretanto, o eixo mecânico do membro inferior é uma linha traçada a partir do centro da cabeça do fémur até ao centro da articulação do tornozelo, passando pelo joelho imediatamente a seguir à coluna tibial.[34] O eixo mecânico não corresponde ao eixo vertical, mas geralmente faz um ângulo de 3° com o eixo vertical; no entanto, isto pode variar subtilmente, dependendo da altura de um indivíduo e da largura da pélvis. O eixo anatómico refere-se a uma linha traçada ao longo do comprimento do canal intramedular do fémur ou da tíbia. O eixo anatómico da tíbia corresponde ao eixo mecânico do membro inferior, enquanto o eixo anatómico do fémur faz um ângulo de 5° a 7° com o eixo mecânico. O eixo anatómico da tíbia forma, assim, um ângulo de 3° com o eixo vertical, enquanto o eixo anatómico do fémur forma um ângulo de 8° a 10°.

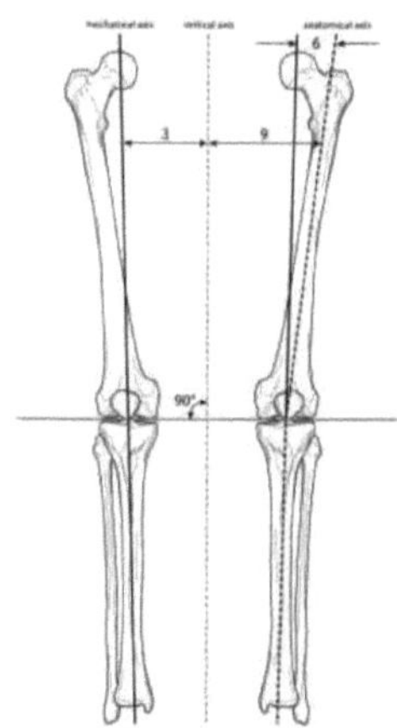

Nos sistemas convencionais de substituição do joelho, a haste intramedular determina o eixo anatómico do fémur. É passada retrogradamente através de um ponto de entrada perfurado no fémur distal; um bloco de corte femoral distal é então aplicado sobre ela. Ao realizar este passo, é possível selecionar um ponto de entrada que pode levar a erros de alinhamento. No plano coronal, pode ser feito um corte femoral distal mais valgo se o orifício de entrada intramedular for demasiado lateral; enquanto pode ocorrer um corte femoral distal mais varo se o orifício for demasiado medial. Isto tem implicações para o equilíbrio dos tecidos moles e subsequente desgaste do polietileno.[35 36] No plano sagital, um ponto de entrada posterior pode fazer com que o corte femoral distal seja relativamente fletido, enquanto que para um ponto de entrada anterior o resultado final pode ser um corte femoral distal relativamente estendido. Isto tem implicações para o tamanho do componente. Quando o bloco é aplicado para cortes femorais anteriores e posteriores, o fémur pode ser relativamente sobredimensionado ou pode ser entalhado anteriormente. Este último problema pode ser um fator de risco de fratura peri-protésica.[37-39]

O alinhamento exato da articulação patelo-femoral é também crucial para o desempenho de uma TKR. Um fator determinante chave é a rotação do componente femoral e tibial implantado.[40] Para a tíbia, a rotação é referenciada ao eixo anteroposterior, que é uma linha perpendicular ao plano, passando de medial para lateral através do ponto mais largo da tíbia. Na prática, o componente tibial está alinhado com o terço medial da inserção do tendão patelar. Num joelho normal, a tuberosidade tibial é deslocada lateralmente do sulco troclear em cerca de 1 cm; o mesmo deve ser recriado durante uma TKR, de modo a garantir a passagem de forças semelhantes através do tendão patelar.[41] A rotação interna excessiva do componente tibial resultará numa rotação externa relativa da tuberosidade tibial, aumentando a possibilidade de subluxação ou deslocação da patela. A rotação externa excessiva do componente tibial pode levar a uma saliência póstero-lateral da prótese com impacto nos tecidos moles e rotação interna relativa da tuberosidade tibial. Esta situação pode provocar dor e uma função deficiente.[42]

Para uma rotação precisa do componente femoral, a referência chave é o eixo transepicondilar, que se encontra no plano coronal com o joelho estendido e fletido; é perpendicular ao eixo mecânico. O eixo transepicondilar é determinado traçando uma linha imaginária entre o epicôndilo lateral e a origem do ligamento colateral medial, que se encontra na base de um sulco no epicôndilo medial. O eixo é perpendicular à "linha de Whiteside", uma linha traçada ao longo da parte mais profunda do sulco troclear.[43]

O eixo transepicondilar pode ser difícil de definir de forma fiável em até 50% dos casos, enquanto a linha de Whiteside é encontrada de forma mais fiável. A exceção pode ser nos casos em que houve um desgaste patelofemoral significativo, que pode alterar a anatomia normal do sulco troclear. A identificação destes pontos de referência é a chave para determinar a rotação do componente femoral, que é controlada pelos cortes anterior e posterior feitos no fémur distal após a aplicação do bloco de corte femoral. Na maioria dos sistemas de joelho, é aplicado primeiro um gabarito de dimensionamento para

o fémur distal, que pode ser referenciado a partir dos aspectos anteriores ou posteriores do côndilo femoral. Existem vantagens e desvantagens de ambos os métodos, mas em todos os casos são utilizados pinos para definir a rotação do bloco de corte femoral. Uma linha que liga os pinos deve ser perpendicular à linha de Whiteside e paralela ao eixo transepicondilar.

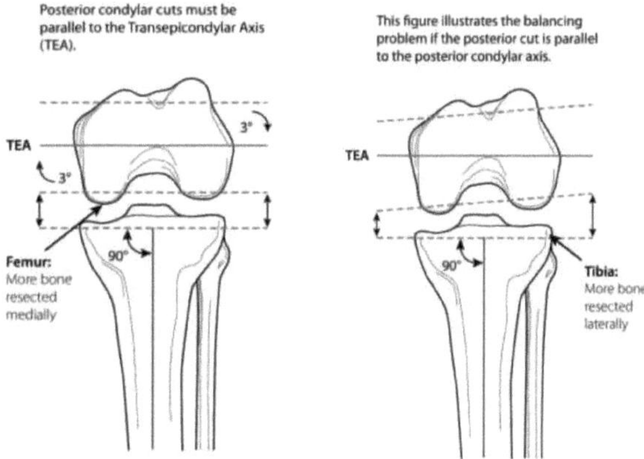

Diagrama que mostra os cortes anterior e posterior com base no eixo trans-epicondilar (TEA)

Se for utilizado um sistema de referência condilar posterior para um joelho valgo com um côndilo femoral lateral relativamente hipoplásico, pode ser necessário manter a pá do dispositivo de dimensionamento afastada do aspeto posterior do côndilo lateral. Isto permite uma menor ressecção óssea lateral, em comparação com a situação mais comum observada com um joelho varo. É mais importante assegurar o alinhamento correto dos pontos de referência anatómicos para a rotação, do que tentar igualar a ressecção óssea de ambos os côndilos posteriores. Este último resultaria num componente femoral rodado internamente, o que tem implicações claras no seguimento da patela. Para além disso, existirá uma relativa laxidez em flexão no lado lateral, mas com aperto no lado medial. Isto pode ser difícil de equilibrar através da libertação de tecidos moles.

Em contraste, uma rotação externa excessiva pode tornar o lado lateral apertado em flexão e o lado medial relativamente frouxo, o que pode causar uma elevação medial quando o joelho é fletido. Em ambas as situações, devido ao aperto dos ligamentos, haverá uma restrição na amplitude de flexão. A força através do mecanismo extensor em ambas as situações será alterada, causando uma carga anormal de qualquer componente da patela e contribuindo para o desgaste e afrouxamento precoce.

A tecnologia de navegação por computador desenvolveu-se ainda mais nos últimos anos. Existem provas de que a precisão da colocação de componentes no plano coronal dentro de 3° do alinhamento ideal pode melhorar.[44] No entanto, existem poucas provas que confirmem um efeito a longo prazo na função ou na sobrevivência e não existem provas que confirmem uma maior precisão do seguimento patelo-femoral e do equilíbrio dos tecidos moles.[45]

ALINHAMENTO AXIAL E ROTACIONAL DO JOELHO

Numerosos estudos demonstraram uma correlação entre o sucesso a longo prazo da ATJ e a restauração do alinhamento quase normal do membro.[46] O desalinhamento das próteses totais do joelho tem sido implicado em dificuldades a longo prazo, incluindo instabilidade tibiofemoral, instabilidade patelofemoral, fratura patelar, rigidez, desgaste acelerado do polietileno e afrouxamento do implante. A utilização de instrumentos precisos e a compreensão dos princípios básicos inerentes aos instrumentos são necessários para implantar próteses reprodutíveis e bem alinhadas. Normalmente, os eixos anatómicos do fémur e da tíbia formam um ângulo valgo de 6 ± 2 graus.

Os componentes tibiais são geralmente implantados perpendicularmente ao eixo mecânico da tíbia no plano coronal, com quantidades variáveis de inclinação posterior no plano sagital, dependendo do desenho articular do componente a ser implantado.

O componente femoral é normalmente implantado em 5 a 6 graus de valgo, o valor necessário para restabelecer um eixo mecânico neutro do membro.

O alinhamento rotacional dos componentes totais do joelho é difícil de determinar radiograficamente, o que faz com que a avaliação da rotação seja principalmente uma determinação intra-operatória. A rotação do componente femoral tem efeitos não só no equilíbrio do espaço de flexão, mas também no seguimento patelo-femoral. Uma vez que o corte tibial proximal é feito perpendicularmente ao eixo mecânico do membro, em vez dos 3 graus de varo anatomicamente corretos, a rotação do componente femoral também tem de ser alterada em relação à sua posição anatómica para criar um espaço de flexão simétrico. Para criar este espaço de flexão retangular, com igual tensão nos ligamentos colaterais medial e lateral, o componente femoral é normalmente rodado externamente cerca de 3 graus relativamente ao eixo condilar posterior.[47]

Num fémur masculino normal, esta técnica coloca rotacionalmente o componente femoral com as superfícies condilares posteriores paralelas ao eixo epicondilar. Esta técnica falha quando o aspeto posterior do côndilo femoral nativo tem um desgaste significativo, ou quando o côndilo femoral lateral é hipoplásico, como se verifica frequentemente em joelhos com deformidade em valgo. Nestes casos, o cirurgião pode utilizar o eixo epicondilar ou o eixo antero-posterior popularizado por Whiteside.

O conhecimento de cada uma destas técnicas é necessário porque a deformidade artrítica ou a cirurgia anterior podem obscurecer um ou mais destes pontos de referência. Na ATJ de revisão, o eixo epicondilar é normalmente o único ponto de referência nativo que resta para assegurar a rotação correta do componente femoral.

São utilizadas duas técnicas principais para alinhar o componente tibial rotacionalmente. A primeira técnica alinha o centro da bandeja tibial com a junção do terço medial do tubérculo tibial com os dois terços laterais. ..

A segunda técnica coloca o joelho numa amplitude de movimento com os componentes de ensaio no lugar, permitindo que a tíbia se alinhe com o eixo de flexão do fémur. Esta segunda técnica tende a alinhar o componente tibial de acordo com o componente femoral, que pode ser deslocado através da colocação da tróclea demasiado anterior com um componente femoral sobredimensionado ou através da ressecção insuficiente da patela antes do resurfacing, o que resulta num aumento global da espessura da patela após o resurfacing.

Classificação das próteses TKR

Os desenhos incluem

> Unicompartimental

> Bicompartimental

> Tricompartimental

Sem restrições

- retenção posterior-cruzada (CR)
- substituição do cruzado posterior (PS)

Restrito

- Nãohinged
- Com dobradiças

Rolamento fixo versus rolamento móvel

Indicações para a cirurgia de substituição do joelho

> A substituição total do joelho pode ser recomendada quando outras opções de tratamento (por exemplo, perda de peso, analgésicos) já não reduzem eficazmente a dor e a incapacidade do joelho.

> Os sintomas de lesões no joelho que podem exigir uma cirurgia de substituição do joelho incluem os seguintes:

> Dor no joelho que dificulta o caminhar, subir escadas ou levantar-se de uma cadeira.

> Dor no joelho que interfere com o sono ou que não cede com o repouso

> Incapacidade de lidar com os efeitos secundários da medicação para o alívio da dor

> Rigidez do joelho que limita a flexão ou o endireitamento do joelho

> Deformidade significativa do joelho

Objectivos da TKR

Restaurar a anatomia e a biomecânica normais na ATJ. O objetivo técnico da ATJ é, portanto, restaurar o alinhamento normal, preservar a linha articular e manter o equilíbrio dos tecidos moles.

1) Restabelecer o alinhamento normal:

O alinhamento normal é necessário na TKR para permitir uma distribuição normal da carga e, assim, evitar a falha precoce. Para restaurar o alinhamento mecânico, a ATJ femoral distal deve ser cortada a 4° a 7° de valgo em relação ao eixo anatómico48 , que é definido pelo guia IM. Devido à presença de tecidos moles, a guia de alinhamento extramedular não é fiável no fémur. No entanto, no caso de a guia IM não poder ser utilizada devido a um fémur deformado, recomenda-se a utilização da guia extramedular. Os cortes tibiais são normalmente efectuados perpendicularmente aos eixos anatómicos ou mecânicos, guiados por uma haste intramedular ou extramedular, respetivamente. No caso de uma tíbia deformada, recomenda-se a utilização de uma haste extramedular. Com um corte tibial perpendicular, será removido mais osso do lado lateral da tíbia do que do lado medial (cerca de 3 mm).

2) Restabelecimento do nível da linha de junção:

Isto é necessário para a função normal e a cinemática normal do joelho. O restabelecimento do nível normal da linha articular requer um dimensionamento exato do implante e um corte ósseo preciso.

3) Equilíbrio dos tecidos moles:

O equilíbrio dos ligamentos é uma parte essencial da ATJ. No entanto, uma libertação excessivamente zelosa dos tecidos moles pode resultar em desequilíbrio e instabilidade. É necessário adotar uma abordagem racional para evitar complicações. Em primeiro lugar, o equilíbrio dos ligamentos depende do alinhamento correto da ATJ.

Técnicas cirúrgicas

O planeamento da abordagem cirúrgica é crucialmente importante na cirurgia de substituição do joelho e ainda mais em casos complexos e difíceis. No caso de um implante primário padrão, é aconselhável utilizar uma incisão clássica na linha média, enquanto as abordagens menos invasivas, como a subvastus ou a midvastus, só devem ser escolhidas se o cirurgião tiver um elevado nível de especialização e tiver efectuado muitos procedimentos de implante.

Abordagens

1. abordagens "simples" da artroplastia primária do joelho

> parapatelar medial

> midvastus

> subvastus

> minimamente invasivo

2. Artroplastia total do joelho "complexa" primária ou de revisão

> parapatelar medial

> corte de quadríceps

> Redução V-Y

> Osteotomia do tubérculo tibial

Planeamento pré-operatório

1) A medição do alinhamento: A radiografia curta do joelho não pode definir com exatidão os eixos de alinhamento. A medição do eixo mecânico requer uma radiografia de todo o membro para medir os centros da cabeça do fémur e do plafond tibial ou do tálus. Vários estudos demonstraram que existe uma diferença na medição do alinhamento tíbio-femoral entre radiografias de pernas curtas e longas. Mesmo uma série completa de radiografias simples, incluindo uma perna inteira, não está isenta de limitações.

Para além dos inconvenientes relacionados com o custo, o tempo e o efeito da exposição à radiação nos pacientes, a exatidão das radiografias simples tem sido questionada.[49]

As vistas AP e lateral do joelho em pé são efectuadas para avaliar o estreitamento do espaço articular e a insuficiência do ligamento colateral (procurar o desnível lateral). A subluxação do fémur na tíbia e os defeitos ósseos são avaliados nas vistas laterais. Presença de osteófitos na face medial ou lateral da articulação do joelho. São indicadas radiografias de corpo inteiro em pé (scannogram) ou tomografia computorizada para determinar um ângulo de corte em valgo exato quando o doente tem deformidade femoral ou tibial (deformidade em valgo/varus).

Alinhamento do fémur: O eixo anatómico do fémur (AAF) é uma linha que divide o canal medular do fémur. Determina o ponto de entrada da haste guia medular femoral. O eixo mecânico do fémur é definido pela linha que liga o centro da cabeça femoral ao ponto onde o eixo anatómico encontra a incisura intercondilar. A obtenção de um eixo mecânico neutro permite uma partilha uniforme da carga entre os côndilos medial e lateral da prótese do joelho. O ângulo de corte em valgo (~5-7° do AAF) é a diferença entre o AAF e o MAF. É tomado perpendicularmente ao eixo mecânico. O gabarito femoral mede 6 graus a partir da guia femoral (eixo anatómico). Pode variar se as pessoas forem muito altas (VCA < 5°) ou muito baixas (VCA > 7°).

Alinhamento da tíbia: O eixo anatómico da tíbia (AAT) é uma linha que divide o canal medular da tíbia. A guia medular da tíbia (interna ou externa) corre paralela a esta linha. Determina o ponto de entrada da haste da guia medular da tíbia. O eixo mecânico da tíbia é uma linha que vai do centro da tíbia proximal ao centro do tornozelo. A tíbia proximal é cortada perpendicularmente ao eixo mecânico da tíbia. O eixo mecânico e o eixo anatómico da tíbia são coincidentes, pelo que a tíbia proximal é cortada perpendicularmente ao eixo anatómico (um eixo determinado por um gabarito intramedular). Se existir uma deformidade da tíbia e os eixos mecânico e anatómico não forem os mesmos, a tíbia proximal deve ser cortada perpendicularmente ao eixo mecânico (pelo que deve ser utilizada uma guia tibial extramedular).

Alinhamento patelo-femoral: O alinhamento patelar anormal, embora não seja o mais grave, é uma das complicações mais comuns da ATJ. A variável mais importante no seguimento correto da patela é a preservação de um ângulo Q normal (11 +/- 7°). O ângulo Q é definido como o ângulo entre o eixo do mecanismo extensor (espinha ântero-superior da patela até ao centro da patela) e o eixo do tendão patelar (centro da patela até à tuberosidade da tíbia). Qualquer aumento do ângulo Q levará a um aumento das forças de subluxação lateral na patela relativamente ao sulco troclear, o que pode levar a dor e sintomas mecânicos, desgaste acelerado e até luxação. É fundamental evitar técnicas que conduzam a um aumento do ângulo Q. Erros comuns incluem: rotação interna da prótese femoral, medialização do componente femoral, rotação interna da prótese tibial, colocação lateral da prótese patelar sobre a patela.

Preservação da linha articular: O objetivo é restaurar a linha articular através da inserção de uma prótese com a mesma espessura do osso e da cartilagem que foram removidos. Isto preserva a tensão adequada dos ligamentos. Se existirem defeitos ósseos, estes devem ser tratados para que a linha articular não seja comprometida. A elevação da linha articular (> 8mm leva a problemas de movimento) e pode levar a instabilidade em flexão média, problemas de seguimento patelo-femoral. É aconselhável nunca elevar a linha articular num joelho valgo até depois do balanceamento para obter a extensão total. O abaixamento da linha articular pode levar à falta de extensão total e à instabilidade da flexão.

2) Seleção dos tamanhos dos implantes

A utilização de radiografias simples para determinar o tamanho do implante não é exacta e está a tornar-se menos popular. Num estudo retrospetivo de 47 doentes submetidos a TKR, verificou-se que o modelo pré-operatório era exato para os componentes tibiais e femorais em apenas 53,2% dos casos, em comparação com o tamanho real do implante utilizado. A discrepância interobservador e intra-observador entre dois observadores esteve presente em 46,8% e 43,6% das leituras, respetivamente.[50] O estudo concluiu que o modelo pré-operatório não é exato nem reprodutível.

Num estudo prospetivo de 33 doentes (53 joelhos) que foram submetidos a TC pré-operatória antes da TKR, verificou-se que o dimensionamento femoral numa estação de trabalho de TC tinha uma correlação excelente ou quase perfeita com as medições intra-operatórias.[51]

TKR com instrumentação convencional: Após a utilização de uma incisão e exposição adequadas, os cortes ósseos da tíbia são planeados com hastes de alinhamento da tíbia. Após o corte da tíbia, os cortes do osso femoral são planeados utilizando vários gabaritos femorais.

Há um total de 7 cortes ósseos numa substituição total do joelho (TKR) típica: fémur distal, fémur anterior, fémur posterior, chanfro anterior, chanfro posterior, tíbia e patela. Cada um destes cortes tem a sua própria ciência especial, e cada corte pode afetar os outros cortes e, potencialmente, o resultado da TKR.

1) Corte Distal do Fémur: É efectuado a 5° em relação ao eixo intramedular, utilizando uma haste de guia.5° valgus é cosmeticamente apelativo, evita um valgus excessivo acidental e impede que as coxas obesas rocem umas nas outras. É importante não empurrar a guia intramedular demasiado para dentro, uma vez que o arco femoral irá adicionar alguma extensão ao bloco de corte distal e pode levar a entalhes e fracturas. A profundidade do corte femoral distal (com o corte tibial) define o espaço de extensão e pode ser ressecado osso adicional para corrigir uma contratura de flexão, normalmente não mais de 2 mm. A rotação ainda não é importante.

2) Corte anterior do fémur: Na referenciação posterior, o corte femoral anterior é o seguinte. Isto define tanto o tamanho como a rotação do componente femoral. Normalmente, a rotação é definida em 3° externos ao eixo condilar posterior. Uma exceção a esta regra é o joelho valgo, em que o côndilo femoral lateral pode ser displásico. Nestes casos, a confiança no eixo condilar posterior conduzirá a uma rotação interna e a um mau alinhamento da patela. Um melhor guia é o eixo epicondilar e a linha de Whiteside. Um bom corte anterior assemelha-se a um piano de cauda.

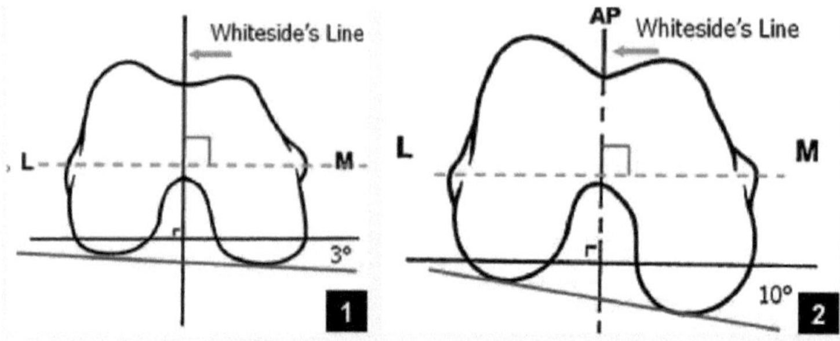

Figura 1: O eixo epicondilar (no qual o componente femoral é colocado) é rodado 3° externamente em relação ao eixo condilar posterior. A linha de Whiteside, desde a base do sulco troclear até ao topo da incisura intercondilar, é perpendicular ao eixo epicondilar. Figura 2: No joelho em valgo, o eixo condilar posterior é distorcido pelo côndilo femoral lateral displásico, mas a relação entre o eixo epicondilar e a linha de Whiteside permanece constante.

3) Corte posterior do fémur: O corte posterior do fémur, com o corte da tíbia, define o espaço de flexão. Um erro comum é lesionar o ligamento cruzado posterior (LCP) ou o ligamento colateral medial (LCM), pelo que deve ser utilizada uma lâmina de serra estreita para este corte.

4 & 5) Cortes de Chanfro Anterior e Posterior: Estes são cortes simples normalmente feitos através do mesmo bloco de corte que os cortes femorais anteriores e posteriores. Mais uma vez, é preciso ter cuidado para não ferir o LCM e o LCP.

6) Corte tibial: É preferível uma inclinação posterior de 3° para o corte tibial. A inclinação de 0° é utilizada quando se planeia uma tíbia com haste. A guia intramedular é a melhor para a inclinação posterior de 3°, e a guia extramedular é a melhor para definir uma posição neutra em varo e valgo. A rotação do corte tibial é fundamental. A rotação interna excessiva é um dos erros mais comuns na posição do componente tibial e leva ao mau alinhamento da patela. Além disso, uma vez efectuado um corte inclinado, outras alterações à rotação do componente adicionam varo ou valgo ao alinhamento geral.

Uma forma de avaliar a rotação dos gabaritos, blocos e componente tibial é através do tubérculo tibial. Um dedo reto passado ao longo do punho da guia de corte deve roçar apenas o bordo medial do tubérculo. Isto coloca o eixo do componente na junção dos terços medial e médio do tubérculo. Ao mesmo tempo, a guia extramedular deve estar a bissectar o tornozelo. Finalmente, quando vista de cima, a tíbia póstero-medial pode ser descoberta enquanto a tíbia póstero-lateral deve ser completamente coberta. Isto deve-se ao facto de o planalto tibial medial ser anatomicamente mais comprido do que o lateral, pelo que uma placa de base simétrica não pode cobrir ambos de forma igual Após os cortes ósseos, os implantes são colocados nos cortes ósseos adequados com a ajuda de cimentos ósseos.

Complexidade da instrumentação convencional

Os sistemas de IC são ferramentas complexas que compreendem numerosas peças de gabaritos e acessórios que necessitam de ser preparados antes da cirurgia, montados e desmontados durante o procedimento operatório. Estes têm de ser lavados e esterilizados individualmente para serem reutilizados em procedimentos subsequentes. Estas medições podem não ser exactas e, normalmente, requerem uma avaliação a olho nu e um julgamento pessoal que aumentam a complexidade da IC. Por exemplo, o ponto de entrada da guia intramedular (1M) baseia-se na "observação" e uma seleção incorrecta do ponto de entrada pode levar a um corte ósseo e alinhamento da prótese incorrectos.[52]

Limitações relacionadas com as técnicas operatórias

Sistemas de instrumentação convencionais: A taxa de insucesso das primeiras ATJ modernas na década de 1970 foi elevada, criando uma má reputação que persistiu durante vários anos. Os avanços na instrumentação cirúrgica na década de 1980 e a introdução de guias de alinhamento e blocos de corte de tamanho específico tornaram a ATJ mais reprodutível e bem sucedida.[53] Os desenhos e materiais dos implantes foram significativamente melhorados e resultaram num melhor desempenho e sobrevivência da ATJ. Foi referido que os sistemas de IC têm limitações que afectam a precisão final da cirurgia, especialmente o corte do osso e o alinhamento do implante.[5 6 54 55]

As guias intramedulares (IM) são relativamente invasivas e implicam um maior risco de hemorragia, embolia gorda, infeção e fracturas. A hemorragia excessiva é uma complicação conhecida após a violação do canal IM[6 56] e pode resultar na utilização excessiva de drenos de sucção, no atraso da recuperação e num maior risco de infeção. A embolia gorda também tem sido relacionada com a colocação de guias de alinhamento intramedulares durante a ATJ[9] . Verificou-se também que os canais medulares são o local mais comum para a obtenção de uma cultura intra-operatória positiva após a ATJ[8] . As fracturas - intra e pós-operatórias - também têm sido relacionadas com a utilização de guias IM .[10]

Problemas das técnicas convencionais

1) A exatidão e a reprodutibilidade são limitações importantes das técnicas convencionais. As medidas de resultados utilizadas para a ATJ não são padronizadas[57] . Muitos dos estudos publicados sobre a sobrevivência relataram os resultados de um cirurgião que utilizou uma determinada prótese num centro, pelo que estes resultados não podem ser generalizados. Os estudos demonstraram que apenas 3° de angulação em varo/valgo podem alterar significativamente a distribuição da pressão da carga total e, consequentemente, a distribuição da pressão nos compartimentos medial e lateral do componente tibial[3] . Os estudos clínicos também demonstraram que o mau posicionamento do componente pode levar a desgaste e afrouxamento, ou instabilidade patelar, resultando em fracasso precoce e cirurgia de revisão.[1 3 58] As técnicas cirúrgicas actuais baseiam-se em radiografias simples para o planeamento pré-operatório e em instrumentação convencional normalizada para a realização do procedimento. No entanto, as radiografias simples têm uma precisão limitada[49 59 60] . A posição da perna (por exemplo, 10° de flexão do joelho e 20° de rotação externa a 25° de rotação interna) pode alterar significativamente as medições do alinhamento do joelho.[60] 2) Complexidade: Os sistemas de instrumentação convencionais são ferramentas complexas compostas por várias peças de gabaritos e acessórios que necessitam de ser montados e fixados ao osso (seguidos de remoção) durante o

procedimento operatório. A maioria das próteses primárias tem várias opções: suporte fixo, suporte móvel, substituição de cruzado, retenção de cruzado, cimentada e não cimentada. Existem novos instrumentos, que foram recentemente introduzidos para a cirurgia minimamente invasiva. Existem diferentes tamanhos (em média seis tamanhos) de implantes para cada uma destas opções. Existem peças adicionais de instrumentos para se adaptarem aos diferentes tamanhos e às diferentes opções. Os sistemas de instrumentação convencionais são frequentemente modificados ao longo do tempo. Os espaços do consultório são normalmente limitados e a complexidade desta instrumentação está a aumentar com a adição de novos instrumentos de vez em quando. A opção de armazenar estes instrumentos fora do bloco operatório não é conveniente e prolonga o tempo operatório.

3) Ergonomia: Existe uma necessidade crescente de introduzir a ergonomia no local de trabalho cirúrgico,[11] o que é mais difícil de conseguir com a técnica atual. A instrumentação convencional é fornecida em muitos tabuleiros (pelo menos quatro, mas pode ir até dez) que requerem uma ou duas mesas adicionais. Os procedimentos de revisão ou outras opções para o primário (suporte móvel, retenção de cruzado, etc.) podem exigir tabuleiros adicionais. Estas mesas e tabuleiros têm de ser posicionados o mais próximo possível do cirurgião e do enfermeiro, mas o ambiente não é muitas vezes ergonomicamente eficiente. As mesas estão normalmente no caminho do(s) assistente(s) cirúrgico(s). Há normalmente falta de espaço e estes tabuleiros podem atravessar a zona do fluxo laminar. Os espaços das salas de cirurgia são normalmente limitados e não conseguem suportar o número crescente de instrumentos que são acrescentados de vez em quando.

4) Invasividade: As guias intramedulares são relativamente invasivas e implicam um maior risco de hemorragia, embolia gorda, infeção e fracturas. A hemorragia excessiva é uma complicação conhecida na sequência da violação do canal IM e pode resultar na utilização excessiva de drenos de sucção, no atraso da recuperação e num maior risco de infeção. A hemorragia pode provocar hematoma, o que, por sua vez, pode atrasar a recuperação e aumentar o risco de infeção. Para além disso, uma hemorragia excessiva pode exigir uma transfusão de sangue. Numa revisão de 17.644

procedimentos de ATJ, Claus et al. verificaram que a transfusão de sangue alogénico aumentava o risco de infeção por um fator de 3,17 e aumentava o risco de complicações cardiovasculares por um fator de 3,9.[61]

A síndrome de embolização de gordura também tem sido correlacionada com a colocação de guias IM durante a ATJ.9 A embolização de gordura pode ser ligeira e não diagnosticada ou fatal. Existem vários relatos na literatura de casos diagnosticados de embolia gorda e alguns destes casos foram fatais. Chauhan et al.[62] , num ensaio de controlo aleatório, demonstraram que a incidência de embolia que conduziu a confusão foi significativamente reduzida na ATJ navegada, em comparação com a técnica convencional. A incidência de embolia gorda é mais elevada na ATJ bilateral simultânea, 12% em comparação com 4% na ATJ unilateral.

Verificou-se também que os canais medulares são o local mais comum para a obtenção de uma cultura intra-operatória positiva após a ATJ.

As fracturas periprotésicas intra e pós-operatórias também têm sido relacionadas com a utilização de guias IM.

5) Esterilização de instrumentos: Após cada cirurgia de ATJ, as numerosas peças de instrumentos convencionais necessitam de ser lavadas, limpas, embaladas e esterilizadas. O tempo, o pessoal e os materiais necessários são muito dispendiosos. Mais importante ainda, é a qualidade da esterilização, especialmente no caso de peças com orifícios e canais estreitos.

6) Tempo operatório: A artroplastia total do joelho tem de ser efectuada dentro de limites de tempo específicos, orientados pela restrição do tempo de torniquete e por considerações anestésicas. O tempo operatório depende da experiência e das competências dos cirurgiões. No entanto, o cirurgião está limitado pelo tempo necessário para a utilização de instrumentos convencionais, bem como pelo tempo de presa do cimento. Este tempo é necessário para montar e fixar as diferentes peças de gabaritos e acessórios, perfuração do canal IM e medições para dimensionamento, alinhamento,

rotação e nível de ressecção óssea. Quanto maior for o tempo operatório, maior é o risco de contaminação, uma vez que a ferida é exposta a uma atmosfera não fisiológica, incluindo o calor das luzes do teatro, o ar e as mãos dos operadores.

Uma exposição não fisiológica e não anatómica mais longa leva a um maior tempo de reabilitação e a um maior tempo de hospitalização.

Além disso, quanto maior o tempo operatório, maior o tempo de torniquete e maior o risco de infeção e complicações vasculares, maior o tempo anestésico e maior a recuperação com mais complicações anestésicas potenciais.

7) Infeção: A infeção é a complicação mais devastadora da ATJ. A infeção é uma das principais causas de fracasso precoce da ATJ.[63 64 65]

As causas de infeção podem estar relacionadas com a ferida, a técnica operatória, o ambiente da sala de operações e factores relacionados com o doente (hospedeiro). O risco potencial de contaminação e infeção decorrente da técnica atual de ATJ pode ser atribuído a uma ou mais das seguintes situações

Esterilização falhada ou imperfeita dos numerosos instrumentos reutilizáveis que têm múltiplos orifícios, canais e cavidades profundas. Perfuração do MI, uma vez que se verificou que os canais do MI são o local mais comum para a obtenção de uma cultura intra-operatória positiva após a revisão da ATJ, uma vez que as bactérias tendem a gravitar em direção aos canais medulares devido à atividade metabólica restrita. Hemorragia devido a perfuração do MI. Contaminação intra-operatória dos numerosos instrumentos, tabuleiros ou mesa que podem sair da zona de fluxo laminar. Tempo operatório longo, com exposição não fisiológica prolongada dos tecidos e isquémia devido ao maior tempo de torniquete.

8) Trombose venosa profunda: A trombose venosa profunda (TVP) é muito comum após a ATJ.

A TVP após a ATJ é mais comum e mais refractária ao tratamento do que as cirurgias de substituição total da anca e pode descer para apenas 35-50%, mesmo com profilaxia da TVP66 . A TVP em si não é grave, mas a migração do coágulo para o pulmão e o desenvolvimento de embolia pulmonar (EP) podem ser fatais.

A verdadeira causa da TVP na ATJ não é muito clara. Sculco et al.[66] sugeriram a ativação da cascata de coagulação na ATJ após a instrumentação do canal IM femoral. A estase sanguínea decorrente do maior tempo operatório com o uso do torniquete e com o joelho subluxado ou deslocado (posição não anatómica) poderá ser um fator contribuinte.

Cirurgia assistida por jig guiada por TC A aplicação da tecnologia informática na medicina tem vindo a progredir rapidamente desde a introdução da tomografia computorizada. A cirurgia assistida por computador tem a capacidade de melhorar a precisão e a reprodutibilidade das técnicas cirúrgicas, mas consome mais tempo.

A instrumentação específica do doente assistida por gabaritos guiados por TC reduz o tempo operatório, o número de passos na operação, a perda de sangue e evita a colocação de pregos intra-medulares.

Para esta técnica, é obtida uma TAC da extremidade inferior e, a partir destas imagens, o joelho é reconstruído tridimensionalmente.

O planeamento cirúrgico e do tamanho do implante é efectuado de acordo com a preferência do cirurgião, com o objetivo de criar um eixo mecânico neutro. Uma vez planeado e aprovado, são feitos os blocos.

Os gabaritos de corte ósseo personalizados são feitos de acordo com a anatomia das superfícies femoral e tibial com a ajuda de tomografias computadorizadas dos pacientes.

Durante a cirurgia, o bloco de corte PSI é registado primeiro no fémur e fixado com pinos lisos. Não são removidos osteófitos, uma vez que os blocos utilizam a topografia positiva dos osteófitos para o registo. A ressecção femoral distal é realizada diretamente através do bloco e, em seguida, são realizadas as restantes ressecções. O bloco de ressecção tibial é registado e a ressecção é realizada. A preparação óssea final, o resurfacing da rótula e a prova são efectuados como é habitual em todas as técnicas cirúrgicas.

Instrumentos específicos para doentes: Passado, Presente e Futuro [5]

A utilização de instrumentos convencionais envolve a medição de diferentes parâmetros, tais como os tamanhos dos implantes, o alinhamento e a inclinação e o nível de corte do osso. Estas medições podem não ser exactas e, normalmente, requerem "observação" e julgamento pessoal, o que aumenta a complexidade da cirurgia convencional. Erros significativos de desalinhamento (> 3°) podem resultar da utilização de hastes extramedulares ou intramedulares.[67 68 69] O ponto de entrada do guia IM não é exato e pode levar a um corte ósseo impreciso e ao alinhamento da prótese. Num relatório, um ponto de partida anterior das guias IM resultou em recurvatum e um posterior resultou em 4° de flexão, o que pode afetar significativamente o alinhamento.[67] O dimensionamento dos implantes utilizando instrumentação convencional não é exato.[70] Os instrumentos convencionais baseiam-se na geometria óssea média dos caucasianos, que não é representativa de todos os doentes. Os relatórios do Extremo Oriente revelaram variações anatómicas significativas em relação aos caucasianos.[71] A utilização destes sistemas envolve várias etapas técnicas de dimensionamento, medições de alinhamento e rotação, para além do corte do osso. Estes passos são dependentes uns dos outros e podem levar à acumulação de erros.

Objectivos do PSI:

A. Melhorar a exatidão e a reprodutibilidade.

B. Eliminar os valores anómalos.

C. Aumentar a eficiência.

D. Diminuir os tempos operatórios.

E. Menor custo de processamento.

F. Taxa de complicações potencialmente mais baixa.

O restabelecimento da função e do alinhamento no tratamento da artrite do joelho com uma artroplastia total do joelho (ATJ) em doentes com uma deformidade extra-articular devido a uma má união ou com hardware femoral retido ou obliteração do canal é um desafio. Os pontos de referência anatómicos normais são difíceis de encontrar e difíceis de utilizar para obter um alinhamento correto. O procedimento será ainda mais dificultado pela deformidade angular do fémur ou da tíbia.[72]

Apesar da técnica cirúrgica adequada, das melhorias e simplificações nos sistemas de instrumentação manual, o desalinhamento continua a ser um problema comum na ATJ convencional[73] . Um método contemporâneo para otimizar potencialmente a precisão do alinhamento na ATJ é a utilização de instrumentação específica do doente (PSI). Para os métodos específicos do doente, são utilizadas tomografias computorizadas (TC) ou imagens de ressonância magnética (RM) para o planeamento pré-operatório e a produção de guias de cavilhas ou blocos de corte específicos do doente. As primeiras investigações referiam-se predominantemente a sistemas específicos do doente baseados em RM pré-operatória,[74-87] , enquanto recentemente mais autores referiram sistemas baseados em TC[88-97] . No entanto, ao proporcionar um ajuste único no fémur distal e na tíbia proximal, estes gabaritos são utilizados para a ressecção óssea exacta e o posicionamento dos componentes. Vários estudos demonstraram que o alinhamento coronal do membro é um fator importante na durabilidade do implante, uma vez que os valores aberrantes no plano frontal apresentavam um risco significativamente mais elevado de afrouxamento precoce e desgaste do polietileno, com uma diminuição da sobrevivência global do implante. Os potenciais benefícios, como a redução do tempo cirúrgico e o aumento da precisão da ATJ, têm o custo de um aumento das despesas económicas e logísticas. Assim, existe um grande interesse científico e prático nas vantagens reais e na fiabilidade destes sistemas.

Vários modelos de estudo compararam a precisão e a eficácia da TKR assistida por gabarito guiada por TC e da TKR com instrumentação convencional.

De acordo com Snyder et al[98] , um estudo piloto efectuado que ilustrou os potenciais benefícios da tecnologia PSI reduziu as transfusões de sangue, o tempo de internamento e a readmissão hospitalar. Além disso, a melhoria do alinhamento rotacional pode produzir uma melhor função e satisfação do doente.

As pontuações pré-operatórias mais altas no grupo PSI limitam a capacidade de tirar conclusões definitivas das pontuações pós-operatórias brutas, mas a análise das alterações nas pontuações revelou que o PSI estava associado a uma melhoria estatisticamente significativa na pontuação funcional da Knee Society aos 6 meses após a ATJ, em comparação com o CAS ou a ATJ manual. Isto pode ser atribuído a melhorias na rotação e posicionamento dos componentes, melhor precisão do tamanho dos componentes ou outros factores que não são discerníveis na radiografia simples

De acordo com o estudo retrospetivo de Emmanuel Thienpont et al[72] , foram analisados 10 doentes com deformidades multiplanares, nos quais os componentes do joelho foram alinhados com instrumentos específicos para cada doente. Num seguimento médio de 3,4 anos, a função melhorou em relação ao pré-operatório, como evidenciado por um aumento médio na pontuação KS de 53 pontos, na pontuação de função KS de 48 pontos e na pontuação Oxford de 28 pontos ($P < 0,05$). A flexão melhorou de 94° +/11° para 112° +/- 15° ($P < 0,05$). O alinhamento dos membros foi restaurado com um ângulo médio entre a anca, joelho e tornozelo de 179,3° +/- 1,3° ($P < 0,05$). Os outliers máximos foram 177° a 181°. Foi observado um tempo médio de torniquete de 75 +/- 9 minutos (variação, 62-83 min).

A utilização de sistemas de instrumentação específicos do doente para efetuar ATJ em doentes sem acesso ao canal intramedular devido a deformidade extra-articular ou dispositivos de fixação, melhorou a função e restaurou o alinhamento do membro. O alinhamento mecânico pode ser facilmente obtido com esta técnica através da correção intra-articular de deformidades inferiores a 20°.

A instrumentação específica do doente (PSI) foi introduzida numa tentativa de reduzir os desvios de posição dos componentes na artroplastia total do joelho (ATJ). Foi colocada a hipótese de que a PSI poderia ajudar no posicionamento dos componentes femorais num alinhamento rotacional ótimo.

Esta hipótese foi testada por um estudo efectuado por Thomas J. Heyse e Carsten O. Tibesku[99] utilizando o PSI baseado na RM. Verificou-se uma excelente fiabilidade inter e intra-observador com desvios padrão baixos para a determinação da rotação do componente femoral. Verificou-se um número significativamente maior de valores anómalos no grupo convencional (22,9%) do que no grupo PSI (2,2%, p = 0,003). O PSI foi eficaz na redução significativa dos outliers do alinhamento rotacional ótimo do componente femoral durante a ATJ.

Os guias específicos do doente podem melhorar o alinhamento do membro e o posicionamento do implante na artroplastia total do joelho. Conrad B Ivie et al[92] compararam as radiografias de 100 joelhos totais realizados consecutivamente com guias específicos do doente com um grupo semelhante que foi implantado com instrumentos convencionais. O grupo de pacientes específicos mostrou uma reprodução mais exacta do eixo mecânico teoricamente ideal, com menos valores aberrantes, mas o posicionamento do implante foi comparável entre os grupos. A comparação do rácio de probabilidades mostrou que o grupo específico do doente tinha 1,8 vezes mais probabilidades de estar dentro do valor desejado de + 3° do eixo mecânico neutro, quando comparado com o grupo de controlo padrão. A fiabilidade da reprodução do eixo mecânico do membro pode advir dos guias específicos do doente na artroplastia total do joelho, quando comparados com a instrumentação intramedular padrão.

Werner Anderl et al[100] compararam 150 joelhos cada (instrumentação convencional (CVI, n = 150) ou PSI (n = 150)) para avaliar a exatidão da CVI e da PSI. O ângulo anca-joelho-tornozelo (HKA) e o posicionamento do componente 3D foram avaliados em radiografias pós-operatórias e TC. O desvio médio do HKA em relação ao eixo mecânico neutro pretendido (CVI: 2,2° } 1,7°; PSI: 1,5° - } 1,4°; p < 0,001), as taxas de valores aberrantes (CVI: 22,2 %; PSI: 9,6 %; p = 0,016) e os valores aberrantes do posicionamento do componente 3D foram significativamente inferiores no grupo PSI. Os pacientes sem outliers (HKA: 180° - } 3°) apresentaram melhores resultados clínicos do que os outliers no seguimento de 2 anos. O PSI baseado em TC, comparado com o CVI, melhora a precisão da restauração do alinhamento mecânico e do posicionamento do componente 3D na ATJ primária. Embora os resultados clínicos tenham sido comparáveis entre os

No seguimento inicial dos dois grupos de instrumentação, foi detectado um resultado significativamente inferior no subgrupo de HKA-outliers. No seguimento inicial, o resultado clínico (KSS, VAS,

WOMAC, OKS) foi comparável entre os dois grupos.

Num estudo realizado por H. Mizu-uchi et al[101] , foi efectuada uma comparação do alinhamento de 39 próteses totais do joelho implantadas utilizando o sistema de guia de alinhamento convencional com 37 implantadas utilizando um sistema de navegação baseado em TC, realizado por um único cirurgião. Os joelhos foram avaliados através de radiografias antero-posteriores, radiografias laterais e tomografias computorizadas com suporte de peso a todo o comprimento. O ângulo médio anca-joelho-tornozelo, o ângulo coronal do componente femoral e o ângulo coronal do componente tibial foram de 181,8° (174,2° a 188,3°), 88,5° (84,0° a 91,8°) e 89,7° (86.3° a 95,1°), respetivamente, para o grupo convencional e 180,8° (178,2° a 185,1°), 89,3° (85,8° a 92,0°) e 89,9° (88,0° a 93,0°), respetivamente, para o grupo navegado. O ângulo médio sagital do componente femoral foi de 85,5° (80,6° a 92,8°) para o grupo convencional e de 89,6° (85,5° a 94,0°) para o grupo navegado. Os ângulos médios de rotação dos componentes femorais e tibiais foram de -0,7° (-8,8° a 9,8°) e -3,3° (-16,8° a 5,8°) para o grupo convencional e -0,6° (-3,5° a 3,0°) e 0,3° (-5,3° a 7,7°) para o grupo navegado. Os ângulos ideais de todos os alinhamentos no grupo navegado foram obtidos a taxas significativamente mais elevadas do que no grupo convencional. Os resultados demonstraram melhorias significativas no posicionamento dos componentes com um sistema de navegação baseado em TC, especialmente no que respeita ao alinhamento rotacional.

Numa revisão da literatura efectuada por S. P. Krishnan et al[102] concluíram que a ATQ realizada com PSI apresenta uma redução estatisticamente significativa do número de tabuleiros de instrumentos (média 4,3 vs 7,5; $p < 0,0001$) e do tempo cirúrgico (média 121,4 minutos vs 128,1 minutos; $p = 0,048$) em comparação com a técnica convencional.28 Também se verificou um menor tempo de internamento no grupo PSI (média 59,2 horas vs 66,9 horas; $p = 0,043$) do que na ATQ convencional.

De acordo com uma meta-análise conduzida por E. Thienpont et al[103] incluiu ensaios controlados aleatórios (RCTs) e estudos de coorte, para examinar o efeito dos instrumentos específicos do paciente (PSI) nos resultados radiológicos após a substituição total do joelho (TKR), incluindo: alinhamento do eixo mecânico e desalinhamento dos componentes femorais e tibiais nos planos coronal, sagital e axial, num limiar de > 3° do neutro. Os riscos relativos (RR) para o desalinhamento foram determinados para todos os estudos e para os ECRs e estudos de coorte separadamente.

Dos 325 estudos inicialmente identificados, 16 preencheram os critérios de elegibilidade, incluindo oito ECRs e oito estudos de coorte. Não houve diferença significativa na probabilidade de desalinhamento mecânico do eixo com PSI versus TKR convencional em todos os estudos (RR = 0,84, p = 0,304), nos RCTs (RR = 1,14, p = 0,445) ou nos estudos de coorte (RR = 0,70, p = 0,289). Os resultados para o alinhamento do componente tibial foram significativamente piores utilizando a RCT com PSI do que a RCT convencional nos planos coronal e sagital (RR = 1,75, p = 0,028; e RR = 1,34, p = 0,019, respetivamente, na análise conjunta). A TKR PSI mostrou uma vantagem significativa sobre a TKR convencional para o alinhamento do componente femoral no plano coronal (RR = 0,65, p = 0,028 na análise conjunta), mas não no plano sagital (RR = 1,12, p = 0,437). O alinhamento axial dos componentes tibial (p = 0,460) e femoral (p = 0,127) não foi significativamente diferente.

A revisão da literatura realizada por Fabio Conteduca et al sugeriu que a TKR assistida por PSI parece não ser capaz de resultar no mesmo grau de precisão que o sistema assistido por computador, embora se compare bem com a técnica manual padrão no que diz respeito ao posicionamento dos componentes e ao eixo inferior geral, em particular no plano sagital. Nos casos em que foram utilizados gabaritos de corte ósseo específicos para cada doente, é necessário efetuar um controlo preciso do alinhamento antes e depois de quaisquer cortes e em qualquer outra etapa do procedimento, a fim de evitar possíveis anomalias.

Os objectivos da operação e da reabilitação são os seguintes

1. Controlar a dor articular, o inchaço, a hemartrose (mínima ou nenhuma)
2. Recuperar a flexão e a extensão normais do joelho
3. Recuperar um padrão de marcha normal e a estabilidade neuromuscular para a deambulação
4. Recuperar a força muscular normal dos quadríceps e dos isquiotibiais das extremidades inferiores
5. Recuperar a propriocepção, o equilíbrio e a coordenação normais para as actividades desejadas

O doente começa a fazer exercícios de fortalecimento dos quadríceps e de amplitude de movimentos do tornozelo a partir do dia 1. A partir do dia seguinte, o doente é obrigado a andar com todo o peso com a ajuda de um andarilho. A pontuação VAS é efectuada no pós-operatório. Depois, nos dias 5, 10, 14, 1 mês e 3 meses de seguimento. Os exercícios de amplitude de movimento do joelho são iniciados a partir do dia 2. A amplitude de movimento do joelho e o desfasamento da extensão são registados. A pontuação KSS é efectuada ao fim de 1 mês e 3 meses. O dreno é mantido durante 24 horas. A saída do dreno é medida com a ajuda de um copo. No pós-operatório, a tomografia computorizada é efectuada no prazo de 3 meses, quando o doente está a suportar todo o peso, para avaliar o alinhamento do implante.

Capítulo 5

OBJECTIVOS E METAS

O objetivo deste estudo é comparar a tecnologia da cirurgia assistida por gabaritos guiada por TC com o sistema de instrumentação convencional na restauração do eixo mecânico.

Capítulo 6

MATERIAIS E MÉTODOS

Conceção do estudo - Estudo prospetivo de controlo aleatório

População do estudo - Devido a limitações de tempo, foram incluídos no estudo 20 joelhos. 10 joelhos (1 grupo) foram operados utilizando instrumentação intramedular convencional e 10 joelhos (2 grupos) foram operados utilizando gabaritos pré-desenhados específicos para cada doente. Os doentes foram distribuídos aleatoriamente pelo esquema de aleatorização gerado por computador no grupo de casos (PSI) e no grupo de controlo. Foram incluídos no estudo os doentes que acorreram ao Departamento de Ortopedia do Hospital Lok Nayak de 1st de janeiro de 2015 a 1st de março de 2016.

Critérios de inclusão

1. Osteoartrite do joelho de grau 3 e 4 (classificação de Kellgren Lawrence) que não melhorou com o tratamento conservador.
2. Idade do doente superior a 50 anos, de ambos os sexos.

Critérios de exclusão

1. Artrite reumatoide.
2. Grande defeito tibial/femoral que necessita de aumento.
3. Infeção anterior (piogénica /TB) do joelho.
4. Cirurgia anterior no mesmo joelho.

Metodologia

Foi efectuado um ensaio comparativo entre a instrumentação específica do doente e a instrumentação convencional para TKR:

1. Comparar o alinhamento do eixo mecânico pós-operatório obtido

2. Comparar os valores do volume celular e da hemoglobina no pré-operatório e no pós-operatório

3. Comparação do volume de perda de sangue intra-operatório e pós-operatório

4. Comparação do tempo operatório desde a incisão até à fixação do implante (tempo intra-operatório)

Todos os doentes incluídos no estudo, de acordo com os critérios, foram admitidos. Foram efectuadas radiografias simples do joelho (vistas AP e lateral) do lado afetado e um escanograma de todos os doentes, seguido da classificação da osteoartrite (com base na classificação de Kellgren Lawrence). Foi realizada uma tomografia computorizada sem contraste (TCNC) do membro afetado, desde a anca até ao tornozelo, com cortes axiais de 3-5 mm e do joelho com cortes axiais de 1 mm, com FOV (campo de visão) de 30-35 cm. Os pré-requisitos para a tomografia computorizada foram confirmados pelo laboratório de fabrico de implantes. A TAC do Lok Nayak Hospital foi registada no laboratório de fabrico de implantes. Os dados foram recolhidos em CDs/DVDs, que foram depois enviados para o fabricante de implantes para processamento posterior. O fabricante dos implantes avaliou o padrão de alinhamento e enviou um plano pré-operatório de cada doente ao cirurgião. Os dados foram utilizados para desenvolver um modelo tridimensional do joelho do doente (imagens 1-3). O plano pré-operatório inclui a quantidade de valgo e rotação externa necessária no corte femoral distal para cada doente individualizado, de acordo com os vários ângulos pré-operatórios medidos. Da mesma forma, a quantidade de tíbia proximal a ser ressecada foi decidida no pré-operatório. Todo o sistema utilizava um sistema de desenho assistido por computador para processar os dados. O pré-plano completo de cada doente era enviado ao cirurgião para aprovação. O cirurgião era a autoridade final para decidir o corte em valgo do fémur e a quantidade de rotação externa necessária, podendo ser efectuadas alterações de acordo com o pedido do cirurgião. Podiam ser efectuadas alterações semelhantes na ressecção da tíbia proximal. Após a aprovação do cirurgião, inicia-se o processo de fabrico do gabarito específico do doente. Foram necessários, em média, 6 dias úteis para fabricar o gabarito PSI. O gabarito foi então autoclavado como o resto dos instrumentos antes da cirurgia. Estes gabaritos têm o nome do doente, o lado a ser operado e as iniciais do cirurgião. Estes gabaritos específicos do doente eram apenas guias de fixação, para cortes distais do fémur e proximais da tíbia. Os gabaritos de corte foram colocados no local onde os pinos já tinham sido colocados com a ajuda dos gabaritos PSI. Estes gabaritos foram utilizados intra-operatoriamente para o corte distal do fémur e para o corte proximal da tíbia, a restante preparação óssea foi realizada com instrumentação padronizada de prateleira. Estes gabaritos utilizaram o sistema de referência posterior para o corte femoral distal (figura 18). Estes gabaritos específicos para cada doente foram fabricados de acordo com a anatomia óssea do doente e só podiam ser utilizados para esse doente específico. Estes gabaritos pré-formados foram utilizados intra-operatoriamente para alinhar os eixos tibial e femoral sem a haste intramedular femoral.

Todos os doentes de ambos os grupos foram operados sob anestesia regional com uma dose pré-operatória e doses pós-operatórias de ácido tranexémico administradas às 3 horas e 6 horas, de acordo com o peso do doente (10mg/kg). Foi utilizado um torniquete em todos os doentes no intra-operatório.

Grupo de controlo - Dependendo do grau de osteoartrite avaliado radiograficamente, foi decidido o plano cirúrgico relativo à TKR. O joelho seria exposto, seguindo-se o alinhamento do fémur e da tíbia com uma haste intramedular no fémur e uma haste extramedular na tíbia. O tamanho do implante será decidido no intra-operatório e o tempo necessário para o mesmo será registado. No final da cirurgia, serão registados a perda total de sangue e o tempo de cirurgia.

Grupo de casos - Foram utilizados gabaritos específicos para cada doente, primeiro para a tíbia e depois para o fémur, após a exposição cirúrgica. Estes gabaritos eram guias de fixação. Os pinos foram colocados num local pré-determinado (planeado no pré-operatório), onde foi colocada a guia de corte convencional e foram efectuados cortes ósseos. Durante a operação no lado femoral, o corte ósseo femoral distal foi efectuado primeiro, ao contrário do corte ósseo femoral anterior efectuado no sistema convencional. O guia de referência posterior foi então utilizado para efetuar os cortes anterior e posterior. Antes de colocar os gabaritos PSI na tíbia ou no fémur, o tecido mole foi completamente removido sem remover qualquer osteófito.

No pós-operatório, o alinhamento dos ângulos femorais e tibiais foi avaliado através de radiografias simples e de tomografias computorizadas (a efetuar no prazo de 3 meses) para verificar o alinhamento mecânico e o alinhamento rotacional do implante femoral e tibial. Os exames foram efectuados de acordo com a recuperação (suporte de peso total) e a conveniência do doente. Foi utilizado o software Radiant Viewer para avaliar os ângulos nas tomografias computorizadas, que foram verificadas por um médico (residente sénior) do Departamento de Radiodiagnóstico do Hospital Lok Nayak.

Capítulo 7
OBSERVAÇÃO E RESULTADOS

O estudo foi realizado no Departamento de Ortopedia da Faculdade de Medicina Maulana Azad e no Hospital Lok Nayak associado, no período de outubro de 2014 a março de 2016. Foram incluídos no estudo um total de 20 joelhos, de acordo com os critérios de inclusão. Foram divididos aleatoriamente em casos e grupos de controlo. Os dados relacionados com o estudo foram recolhidos e analisados. Foram obtidos os seguintes resultados

1) IDADE - A osteoartrite é uma doença degenerativa que ocorre geralmente no grupo etário mais velho, sobretudo depois dos 50 anos. O nosso estudo revelou a mesma tendência. A idade média no grupo de casos foi de 62,5 anos e no grupo de controlo foi de 62,3 anos.

A idade média dos doentes do sexo masculino no grupo de estudo era de 67,5 anos e a dos doentes do sexo feminino era de 58,5 anos. Do mesmo modo, a idade média dos doentes do sexo masculino no grupo de controlo era de 60 anos e a dos doentes do sexo feminino era de 64,6 anos.

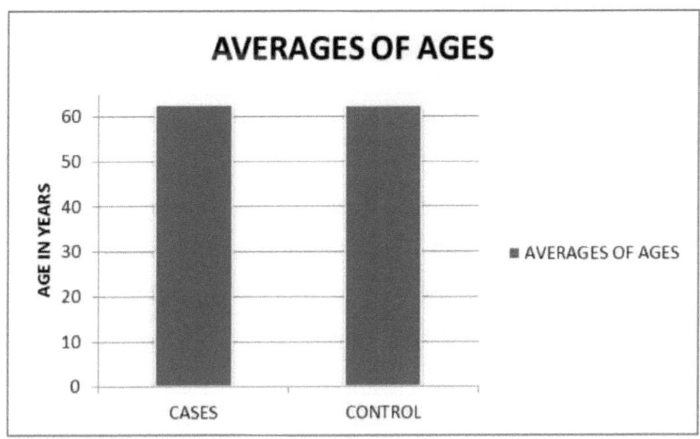

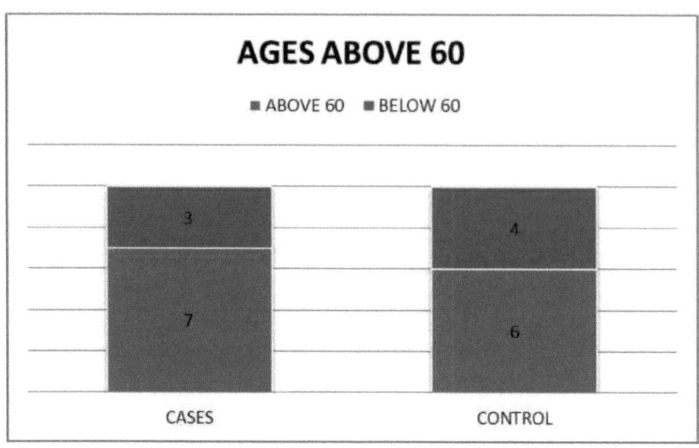

2) **GÉNERO -** Não houve predileção pelo sexo na osteoartrite do joelho. Houve uma distribuição igual de homens e mulheres em ambos os grupos.

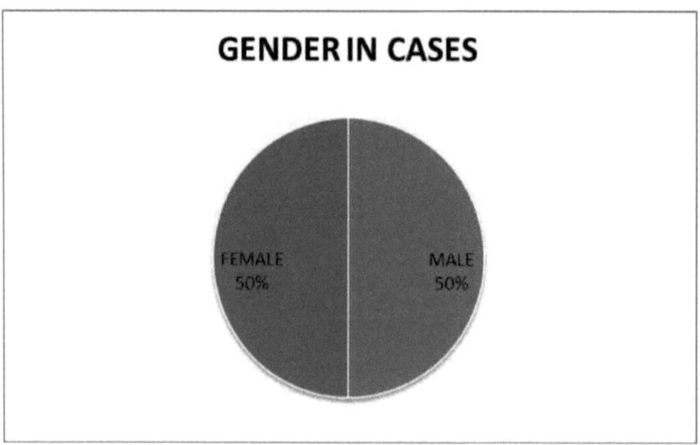

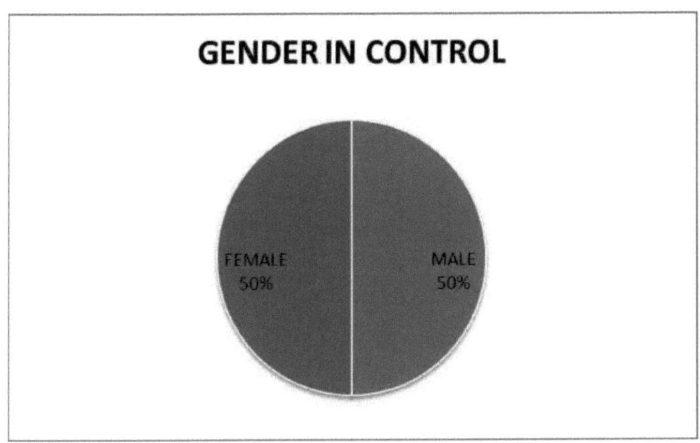

3) **LADO OPERADO** - No nosso estudo, em ambos os grupos houve uma distribuição igual dos lados operados.

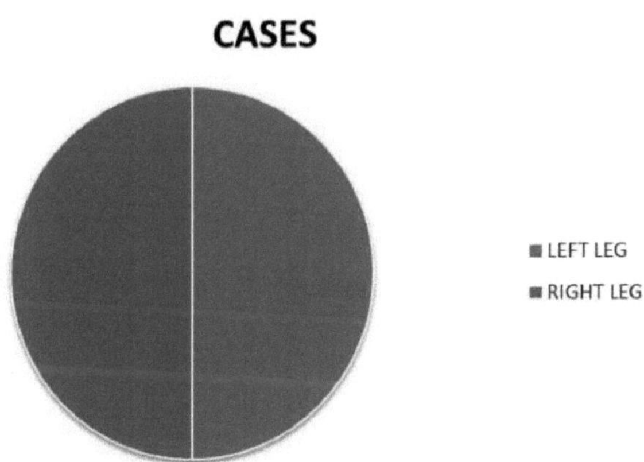

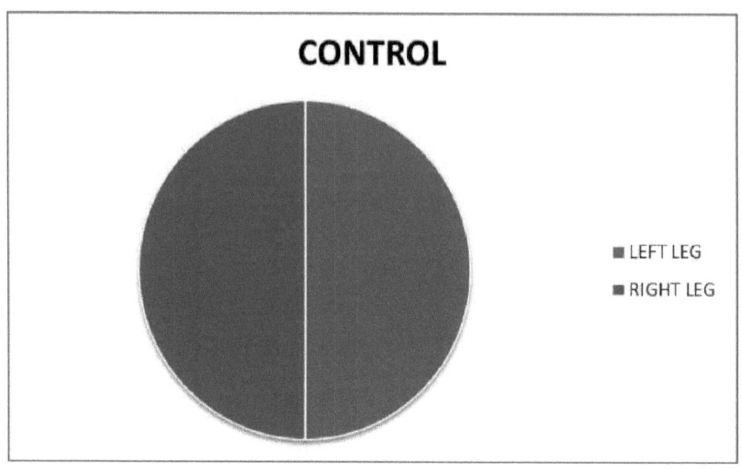

4) **GRAU DE OSTEOARTRITE** - O grau grave de artrite causa incapacidade funcional ao doente e atraso na reabilitação pós-operatória. No nosso estudo, 4 joelhos no grupo de estudo e 3 joelhos no grupo de controlo tinham osteoartrite do joelho de grau 3. 6 joelhos no grupo de estudo e 7 joelhos no grupo de controlo tinham osteoartrite do joelho de grau 4.

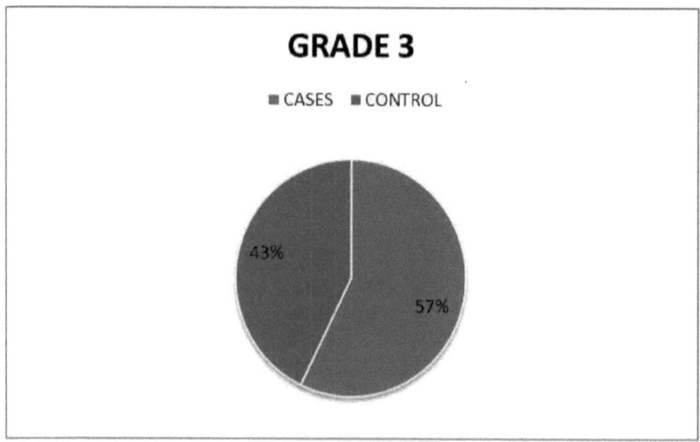

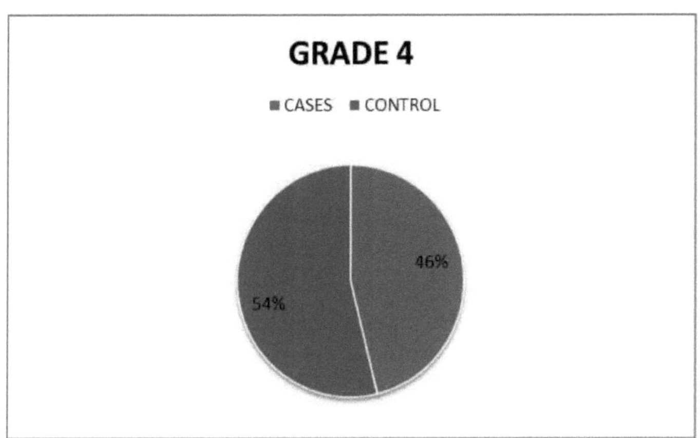

5) **CONDIÇÕES COMORBIDAS** - Como a osteoartrite do joelho é uma doença da velhice, os doentes normalmente também sofrem de outras doenças da velhice, como a diabetes mellitus, a hipertensão e o hipotiroidismo.

No nosso estudo, no grupo de casos, 2 doentes tinham diabetes mellitus e hipertensão, 1 doente tinha hipotiroidismo, 2 doentes tinham apenas hipertensão, um doente tinha apenas diabetes mellitus e 1 doente tinha hipertensão com carcinoma da prostata.

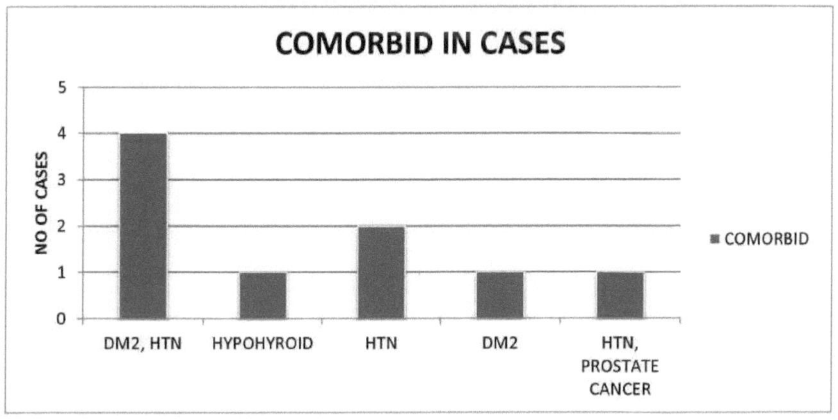

No grupo de controlo, 1 doente tinha hipotiroidismo, 1 doente tinha diabetes mellitus e hipertensão e 3 doentes tinham apenas hipertensão.

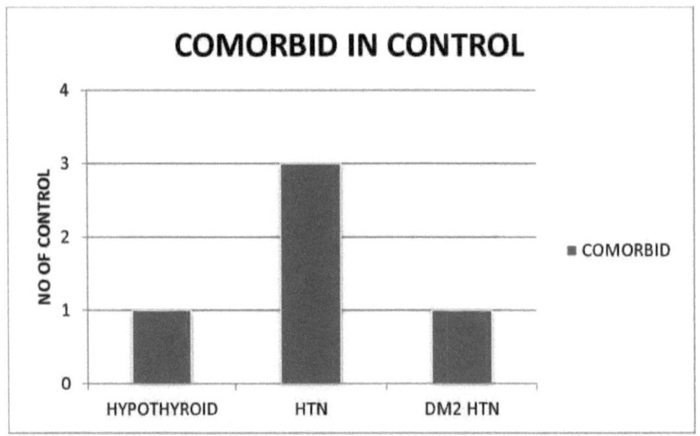

6) **IMC** - O IMC médio no grupo de estudo foi de 32,34 e no grupo de controlo foi de 34,16.

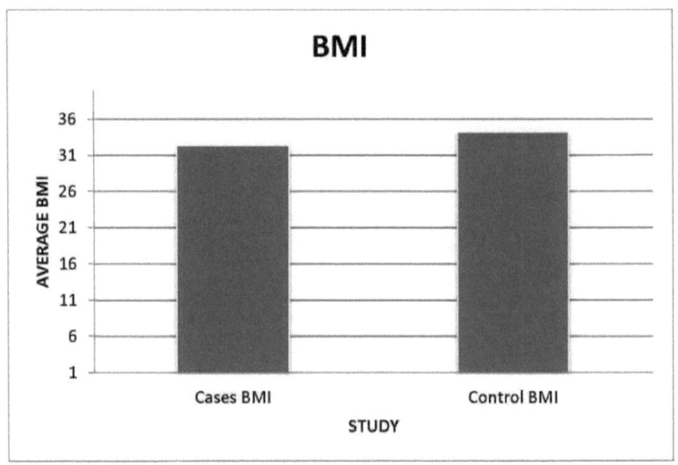

Teste T
ESTATÍSTICAS DE GRUPO

	GRP	N	Mean	Std. Deviation	Std. Error Mean
BMI	GROUP I(CASES)	10	32.340	2.9774	.9415
	GROUP II (CONTROL)	10	34.160	2.7289	.8630

7) **HEMOGLOBINA** - A diferença entre o valor da hemoglobina no pré e no pós-operatório é um indicador da perda de sangue em ambos os grupos.

A quantidade média de queda da hemoglobina no período pós-operatório no grupo de casos foi de 0,95g/dl e no grupo de controlo foi de 1,35g/dl. A correlação da diferença de hemoglobina no período pós-operatório nos casos e no grupo de controlo foi considerada insignificante.

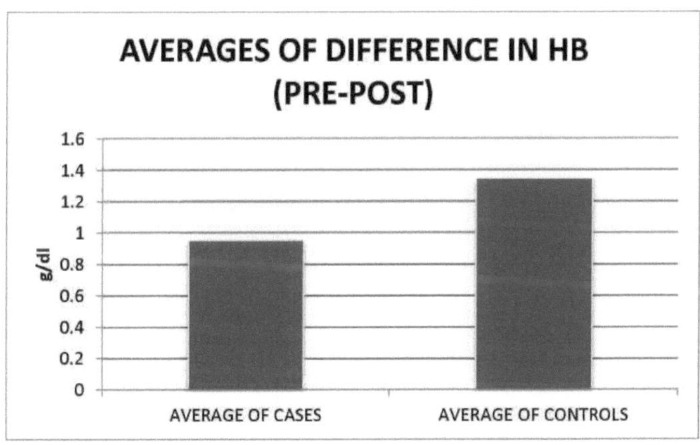

RESUMO DO CASO

GRP		PRE Hb	POST Hb	PRE PCV	POST PCV
GROUP I(CASES)	N	10	10	10	10
	Minimum	11.2	10.3	33.6	31.1
	Maximum	14.4	13.2	44.2	40.1
	Range	3.2	2.9	10.6	9.0
	Mean	**12.600**	**11.650**	**37.900**	**35.240**
	Std. Deviation	**.8832**	**.9490**	**2.8844**	**3.0413**
	Median	12.400	11.800	37.200	35.400
	Std. Error of Mean	.2793	.3001	.9121	.9617
GROUP II (CONTROL)	N	10	10	10	10
	Minimum	11.6	10.4	34.6	32.0
	Maximum	13.6	12.4	40.8	37.4
	Range	2.0	2.0	6.2	5.4
	Mean	**12.600**	**11.250**	**37.580**	**34.010**
	Std. Deviation	**.6683**	**.6042**	**2.1023**	**1.7673**
	Median	12.450	11.050	37.150	34.150
	Std. Error of Mean	.2113	.1910	.6648	.5589
Total	N	20	20	20	20
	Minimum	11.2	10.3	33.6	31.1
	Maximum	14.4	13.2	44.2	40.1
	Range	3.2	2.9	10.6	9.0

Mean	12.600	11.450	37.740	34.625
Std. Deviation	.7623	.8010	2.4620	2.5018
Median	12.450	11.400	37.150	34.300
Std. Error of Mean	.1704	.1791	.5505	.5594

8) **VOLUME DE CÉLULAS EMBALADAS** - O VCP é o melhor indicador do volume de sangue no corpo humano. Assim, a diminuição do valor do VPC no período pré-operatório e pós-operatório no grupo de estudo e no grupo de controlo indicaria a quantidade de perda de sangue nos grupos.

A queda média do PCV no período pós-operatório no grupo de estudo foi de 2,66 e no grupo de controlo foi de 3,5. Esta diferença na queda do PCV no grupo de estudo e no grupo de controlo foi estatisticamente significativa, o que indica uma menor quantidade de perda de sangue no grupo de estudo.

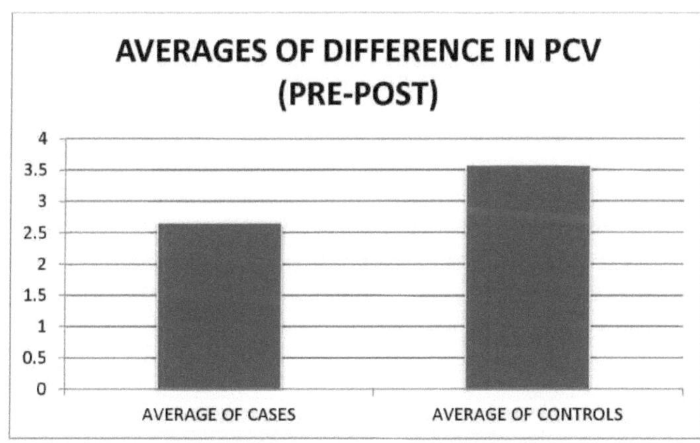

		Levene's Test for Equality of Variances	t-test for Equality of Means					
		F	Sig.	t	Df	**Sig. (2-tailed)**	Mean Difference	Std. Error Difference
PRE Hb	Equal variances assumed	.306	.587	.000	18	**1.000**	.0000	.3502
	Equal variances not assumed			.000	16.762	**1.000**	.0000	.3502
POST Hb	Equal variances assumed	2.074	.167	1.124	18	**.276**	.4000	.3557
	Equal variances not assumed			1.124	15.266	**.278**	.4000	.3557
PRE PCV	Equal variances assumed	.333	.571	.284	18	**.780**	.3200	1.1287
	Equal variances not assumed			.284	16.457	**.780**	.3200	1.1287
POST PCV	Equal variances assumed	3.407	.081	1.106	18	**.023**	.2300	1.1123
	Equal variances not assumed			1.106	14.456	**.023**	.2300	1.1123

9) ÂNGULOS - O objetivo da cirurgia de TKR é restaurar o alinhamento normal do joelho. Este objetivo pode ser avaliado através de vários ângulos.

i) LDFA - É o ângulo formado entre o eixo mecânico do fémur e a linha que une os côndilos do fémur. Normalmente é de 87 graus. No nosso estudo, a LDFA média foi de 90,4 graus nos casos e de 91,8 graus no controlo. Mas a diferença na LDFA pós-operatória em relação à LDFA normal (87 graus) foi insignificante.

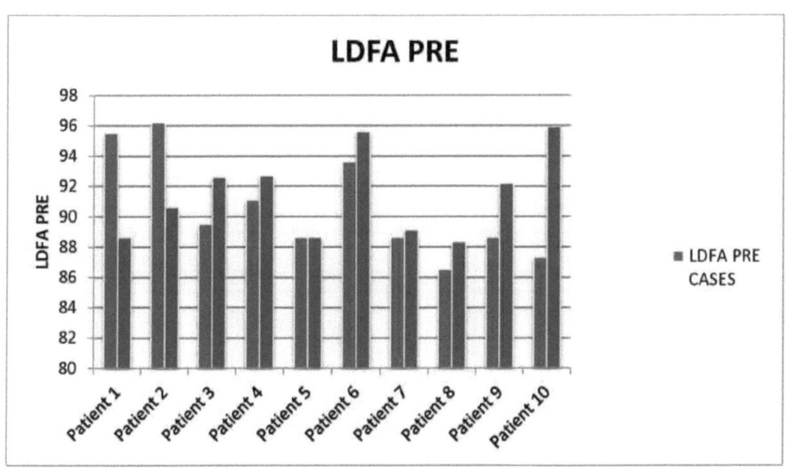

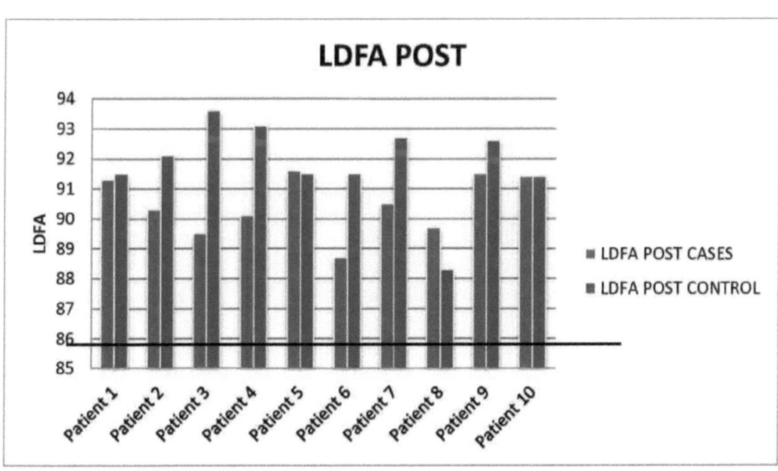

In both the groups		Levene's Test for Equality of Variances	t-test for Equality of Means			
		F	Sig.	t	Df	Sig. (2-tailed)
PRE LDFA	Equal variances assumed	.464	.505	-.618	18	.544
	Equal variances not assumed			-.618	17.417	.545
POST LDFA	Equal variances assumed	.279	.604	-2.462	18	.024

	GRP	N	Mean	Std. Deviation	Std. Error Mean
PRE LDFA	GROUP I(CASES)	10	90.550	3.4239	1.0827
	GROUP II (CONTROL)	10	91.420	2.8456	.8999
POST LDFA	GROUP I(CASES)	10	90.460	.9845	.3113
	GROUP II (CONTROL)	10	91.830	1.4583	.4612
REFERENCE LDFA	GROUP I(CASES)	10	87.00	.000[a]	.000
	GROUP II (CONTROL)	10	87.00	.000[a]	.000

ii) MPTA - É o ângulo entre o eixo anatómico da tíbia e a linha que une os côndilos tibiais. Normalmente é igual a 87 graus. No nosso estudo, a média da AMP no grupo de casos foi de 89,6 graus e no grupo de controlo foi de 88,6 graus. Embora a diferença na AMP pré e pós-operatória em ambos os grupos tenha sido significativa, não houve diferença estatisticamente significativa na AMP com referência ao ângulo ideal em ambos os grupos.

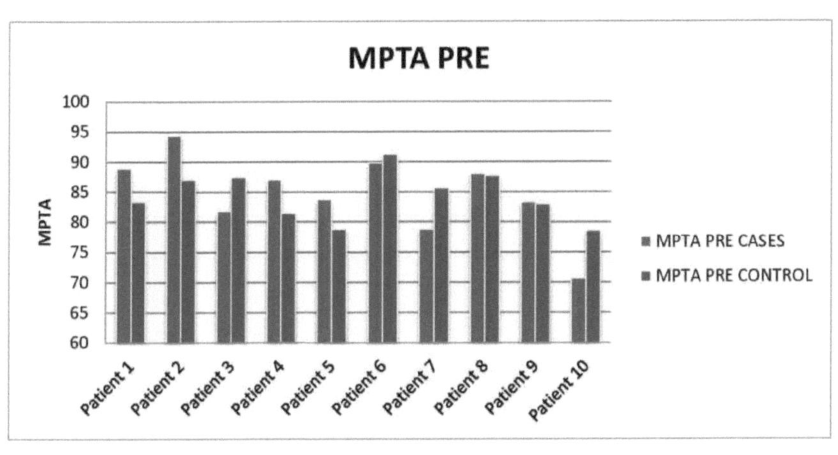

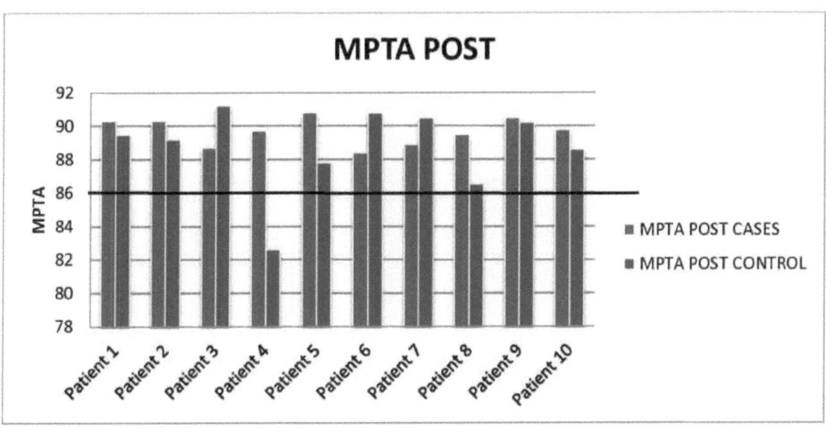

No caso do grupo

Pair 3 PRE MPTA - POST MPTA	-5.0800	6.6158	2.0921	-9.8126	-.3474	-2.428	9	.038
Pair 4 POST MPTA - REFERENCE LDFA	2.6900	.8130	.2571	2.1084	3.2716	10.463	9	.000

No grupo de controlo

Pair 3 PRE MPTA - POST MPTA	-4.3100	3.8826	1.2278	-7.0874	-1.5326	-3.510	9	.007
Pair 4 POST MPTA - REFERENCE LDFA	1.6900	2.5800	.8159	-.1556	3.5356	2.071	9	.068

PRE MPTA	GROUP I(CASES)	10	84.610	6.6541	2.1042
	GROUP II (CONTROL)	10	84.380	4.1338	1.3072
POST MPTA	GROUP I(CASES)	10	89.690	.8130	.2571
	GROUP II (CONTROL)	10	88.690	2.5800	.8159
REFERENCE MPTA	GROUP I(CASES)	10	87.00	.000[a]	.000
	GROUP II (CONTROL)	10	87.00	.000[a]	.000

iii) ÂNGULO HKA - É o ângulo entre o eixo mecânico do fémur e o eixo anatómico da tíbia. O alinhamento ideal do joelho faria com que este ângulo fosse de 0 grau (=180 graus). No nosso estudo, o ângulo HKA médio no pós-operatório foi de 183,5 graus (181 -191 graus) e no controlo foi de 181,5 graus. A diferença nos ângulos HKA pré-operatórios e pós-operatórios entre os grupos de casos e de controlo foi significativa em ambos os grupos, mas mais no grupo de casos. O desvio médio de um alinhamento mecânico neutro foi significativamente menor no grupo dos casos.

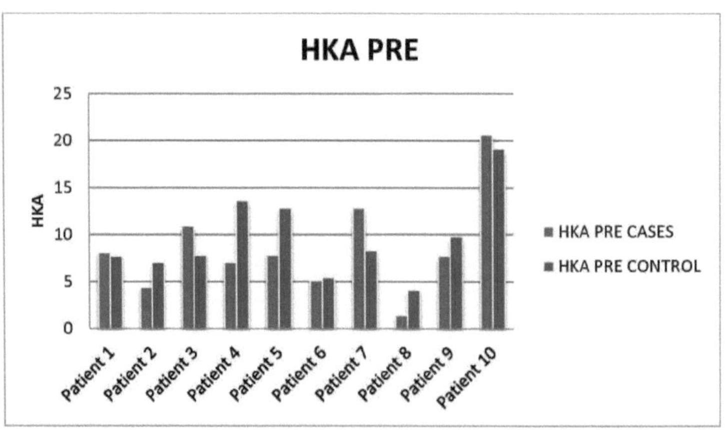

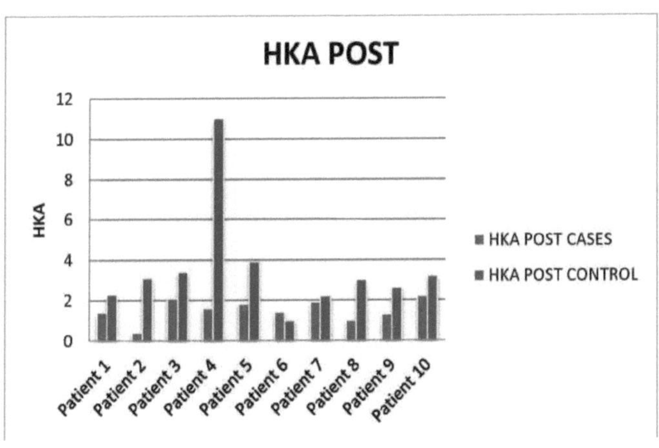

P value

PRE HKA	Equal variances assumed	.045	.834	-.447	18	.660
	Equal variances not assumed			-.447	17.499	.660
POST HKA	Equal variances assumed	2.672	.119	-2.341	18	.031
	Equal variances not assumed			-2.341	9.705	.042

No caso do grupo

p value

Pair 7	PRE HKA - POST HKA	7.0700	10.5731	4.566	9	.001
Pair 8	POST HKA - REFERENCE HKA	1.5100	1.8966	8.835	9	.000

No grupo de controlo

p value

Pair 7	PRE HKA - POST HKA	5.9900	8.9427	4.589	9	.001
Pair 8	POST HKA - REFERENCE HKA	3.5700	5.5227	4.136	9	.003

iv) Ângulo FS-TS - É o ângulo entre o eixo anatómico do fémur e da tíbia. Neste estudo, o FS-TS médio pós-operatório no grupo de casos foi de 5,4 (3,6 a 8,5) e no grupo de controlo foi de 2,5 (6,0 a 6,3). Idealmente, o alinhamento do joelho em valgo é de 6 graus. O alinhamento do joelho nos casos estava mais próximo do alinhamento ideal de 6 graus em valgo do que no grupo de controlo. A diferença foi estatisticamente significativa.

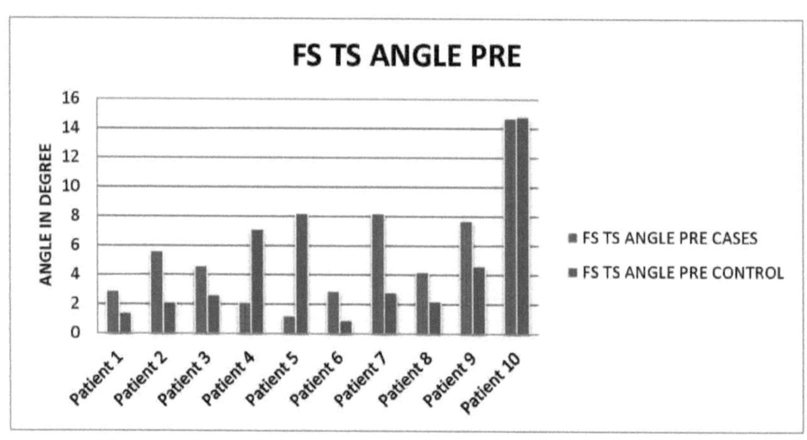

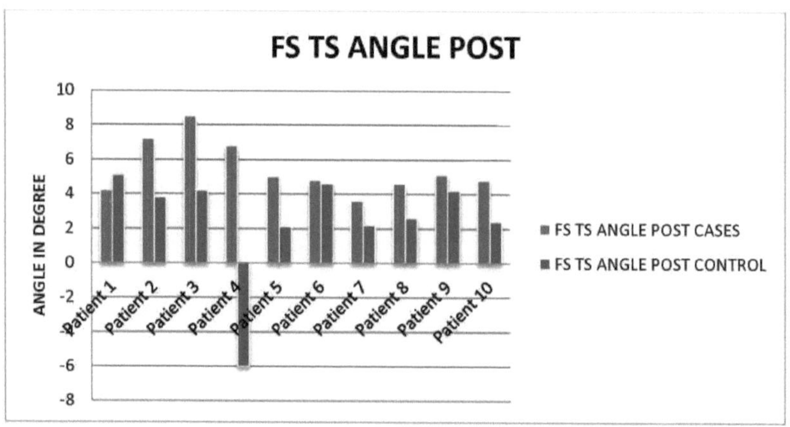

No grupo de controlo, no joelho número 4, o joelho ainda estava em varo no pós-operatório.

p value

PRE FS TS ANGLE	Equal variances assumed	.070	.795	.399	18	.694	.7400	1.8534	-3.1538	4.6338
	Equal variances not assumed			.399	17.896	.694	.7400	1.8534	-3.1554	4.6354
POST FS TS ANGLE	Equal variances assumed	.617	.443	2.633	18	.017	2.9400	1.1166	.5940	5.2860
	Equal variances assumed			2.633	12.949	.021	2.9400	1.1166	.5267	5.3533

In case group p value

Pair 5	PRE FS TS ANGLE - POST FS TS ANGLE	-.0500	4.5420	1.4363	-3.2991	3.1991	-.035	9	.033
Pair 6	POST FS TS ANGLE - REFERENCE TS ANGLE	-.5400	1.5299	.4838	-1.6344	.5544	-1.116	9	.023

In control group p value

Pair 5	PRE FS TS ANGLE - POST FS TS ANGLE	2.1500	6.2349	1.9716	-2.3102	6.6102	1.090	9	.304
Pair 6	POST FS TS ANGLE - REFERENCE TS ANGLE	-3.4800	3.1825	1.0064	-5.7566	-1.2034	-3.458	9	.047

V) ROTAÇÃO DO COMPONENTE FEMORAL EM COMPARAÇÃO COM O COMPONENTE FEMORAL

CORTES-

Neste estudo, o ângulo femoral rotacional médio foi de 1,0° (0,6 a 1,5) para o grupo de casos e de

1,5° (0,8° a 2,4°) para o grupo de controlo. Esta diferença foi considerada significativa, representando um melhor alinhamento no grupo de casos.

P value

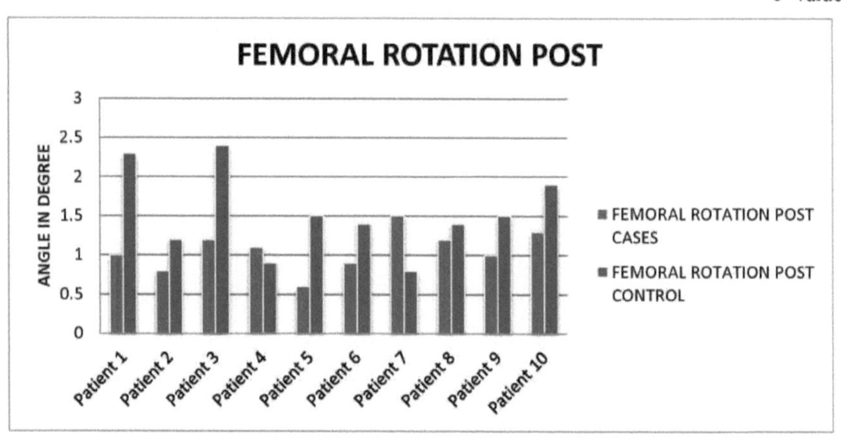

P value

femoral rotation POST	Equal variances assumed	3.196	.091	-2.506	18	.022	-.4700	.1875	-.8640	-.0760
	Equal variances not assumed			-2.506	13.022	.026	-.4700	.1875	-.8751	-.0649

In cases

p value

Pair 7	femoral rotation POST - femoral rotation REFERENCE	1.0600	.2591	.0819	.8747	1.2453	12.939	9	.000

In control

p value

Pair 7	femoral rotation POST - femoral rotation REFERENCE	1.5300	.5334	.1687	1.1484	1.9116	9.070	9	.010

vi) Ângulo FM-FS - É o ângulo entre o eixo anatómico e mecânico do fémur.

No nosso estudo, a diferença entre os ângulos pré e pós-operatórios em ambos os grupos foi insignificante.

Pair 5 PRE FM-FS - POST FM-FS	.2300	.3335	.1055	-.0086	.4686	2.181	9	.057
Pair 6 POST FM-FS - REFERENCE FM-MS	-.2400	.9082	.2872	-.8897	.4097	-.836	9	.425

vii) Ângulo CP - É o ângulo entre as linhas formadas pela união dos pontos mais distais dos côndilos femorais e a linha que une os côndilos tibiais. Normalmente, é de 0 graus no joelho normal. É considerado positivo nos casos de deformidade em varo e negativo nos casos de deformidade em valgo. No nosso estudo, o ângulo CP médio pós-operatório foi de 0,7 para o grupo de casos e de 0,43 para o grupo de controlo. A diferença foi considerada insignificante do ponto de vista estatístico.

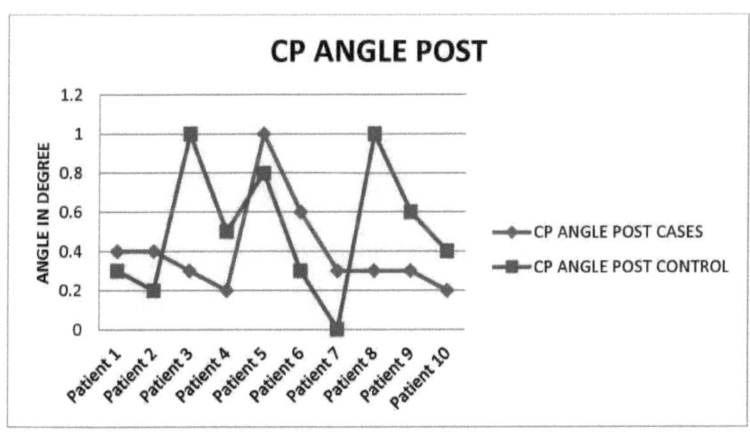

P value

PRE CP ANGLE	Equal variances assumed	.008	.931	1.112	18	.281	.2900	.2607	-.2577	.8377
	Equal variances not assumed			1.112	17.499	.281	.2900	.2607	-.2588	.8388
POST CP ANGLE	Equal variances assumed	.424	.523	1.802	18	.088	.3100	.1721	-.0515	.6715
	Equal variances not assumed			1.802	17.990	.088	.3100	.1721	-.0515	.6715

viii) ÂNGULO FEMORAL DO ESQUERDO DO PESCOÇO - Não foi encontrada qualquer correlação no nosso estudo.

10) Amplitude de movimento - Neste estudo, a amplitude de movimento média nos casos foi de 97,50 (70 a 130) e no controlo foi de 92,50 (80 a 100). A amplitude média de movimento ao fim de 3 meses era de 120 nos casos e 108 no controlo. Embora tenha havido uma diferença de 12 graus entre os casos e o controlo ao fim de 3 meses, a diferença não foi estatisticamente significativa. Verificou-se um aumento da amplitude de movimento nos casos, de 97,50 para 120 graus no período pré-operatório ao fim de 3 meses, e no grupo de controlo o aumento foi de 92,50 para 108 graus, ambos com significado estatístico.

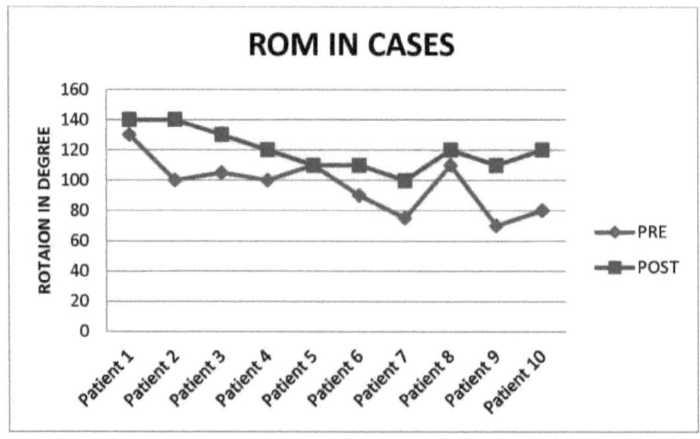

ADM pós-operatória aos 3 meses nos grupos de estudo e de controlo

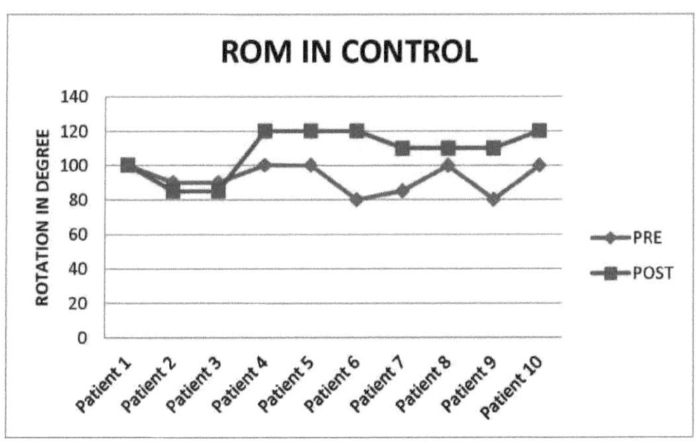

Embora tenha havido uma alteração significativa da ADM no grupo de casos ao fim de um mês e ao fim de três meses em relação à ADM pré-operatória. No grupo de controlo, verificou-se uma alteração estatisticamente significativa da ADM aos 3 meses. Mas não se verificou uma diferença significativa na ADM quando os casos foram comparados com o grupo de controlo.

In case group		PARIED t test			
		Mean	Std. Deviation	Std. Error Mean	**Sig. (2-tailed)**
Pair 2	PRE ROM - 10 Days ROM	4.000	20.111	6.360	**.545**
Pair 3	PRE ROM - 14 Days ROM	-5.500	15.890	5.025	**.302**
Pair 4	PRE ROM - 1 MONTH ROM	-13.500	16.841	5.326	**.032**
Pair 5	PRE ROM - 3MONTH ROM	-22.500	13.994	4.425	**.001**

In control group		Paired t test			
		Mean	Std. Deviation	Std. Error Mean	Sig. (2-tailed)
Pair 1	PRE ROM - 5 Days ROM	19.500	10.395	3.287	.000
Pair 2	PRE ROM - 10 Days ROM	6.000	10.488	3.317	.104
Pair 3	PRE ROM - 14 Days ROM	-1.500	9.443	2.986	.627
Pair 4	PRE ROM - 1 MONTH ROM	-6.000	15.951	5.044	.265
Pair 5	PRE ROM - 3MONTH ROM	-15.500	15.175	4.799	.010

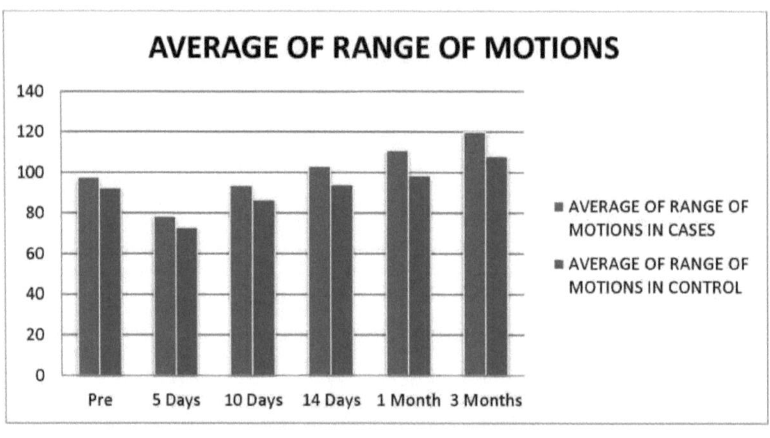

		Levene's Test for Equality of Variances	t-test for Equality of Means					
		F	Sig.	t	df	**Sig. (2-tailed)**	Mean Difference	Std. Error Difference
PRE ROM	Equal variances assumed	3.793	.067	.799	18	**.435**	5.000	6.258
	Equal variances not assumed			.799	12.954	**.439**	5.000	6.258
5 Days ROM	Equal variances assumed	1.918	.183	1.062	18	**.302**	5.500	5.177
	Equal variances not assumed			1.062	13.018	**.307**	5.500	5.177
10 Days ROM	Equal variances assumed	3.165	.092	1.383	18	**.184**	7.000	5.061
	Equal variances not assumed			1.383	15.149	**.187**	7.000	5.061
14 Days ROM	Equal variances assumed	1.991	.175	2.071	18	**.053**	9.000	4.346
	Equal variances not assumed			2.071	15.887	**.055**	9.000	4.346
1 MONTH ROM	Equal variances assumed	1.601	.222	1.713	18	**.104**	12.500	7.297
	Equal variances not assumed			1.713	16.608	**.105**	12.500	7.297
3MONTH ROM	Equal variances assumed	.050	.825	1.979	18	**.063**	12.000	6.064
	Equal variances not assumed			1.979	17.980	**.063**	12.000	6.064

11) Pontuação VAS - No nosso estudo, a pontuação VAS média no grupo de casos no pré-operatório foi de 4,1 (3 a 6) e no grupo de controlo foi de 3,5 (3 a 5). A pontuação média da EVA nos dias 5, 14, 1 mês e 3 meses de seguimento pós-operatório foi de 3,3, 1,5, 0,7, 0,4 e 0,2, respetivamente. Enquanto que a pontuação EVA no grupo de controlo no mesmo período foi de 4,8, 3,5, 2,1, 1,6 e 0,5, respetivamente. A diferença nas pontuações VAS entre os casos e o grupo de controlo foi estatisticamente significativa, exceto a longo prazo, ou seja, 3 meses. Isto sugere que a TKR efectuada com a ajuda de dispositivos guiados por TC teve menos dor do que os doentes com TKR convencional durante um curto período de tempo. Ambos os métodos são iguais em termos de controlo da dor no período pós-operatório a longo prazo.

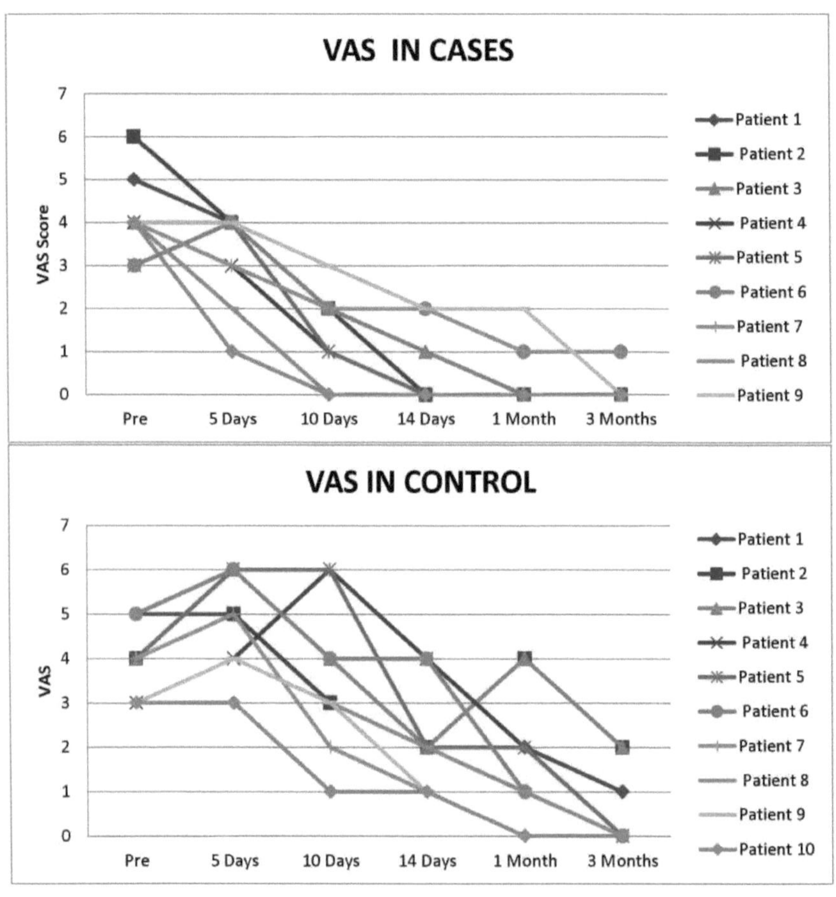

Em alguns joelhos, sobretudo no grupo de controlo, mas também no grupo do caso, a pontuação

VAS aumentou no período pós-operatório imediato (até ao 10º dia) em relação à pontuação VAS pré-operatória. No entanto, a diferença entre as pontuações da EVA no grupo de estudo e no grupo de controlo foi significativa, exceto no período de longo prazo, aos 3 meses.

Estatísticas de teste

	VAS PRE	VAS 5 Days	VAS 10 Days	VAS 14 Days	VAS 1 MONTH	VAS 3MONTH
Mann-Whitney U	25.000	16.000	12.500	18.000	25.000	43.000
Wilcoxon W	80.000	71.000	67.500	73.000	80.000	98.000
Z	-2.007	-2.708	-2.903	-2.547	-2.038	-.698
Asymp. Sig. (2-tailed)	**.045**	**.007**	**.004**	**.011**	**.042**	**.485**
Exact Sig. [2*(1-tailed Sig.)]	.063[a]	.009[a]	.003[a]	.015[a]	.063[a]	.631[a]

12) Pontuação KSS - Neste estudo, a pontuação KSS pré-operatória nos casos foi de 63,70 (55 a 74) e no controlo foi de 57,20 (48 a 73). O KSS Score pós-operatório nos dias 5, 14, 1 mês e 3 meses de seguimento foi de 66,1, 72, 80,1, 86,3 e 92,1, respetivamente. Enquanto que a pontuação KSS no grupo de controlo no mesmo período foi de 55,70, 63,50, 67,60, 72,10 e 79,20.

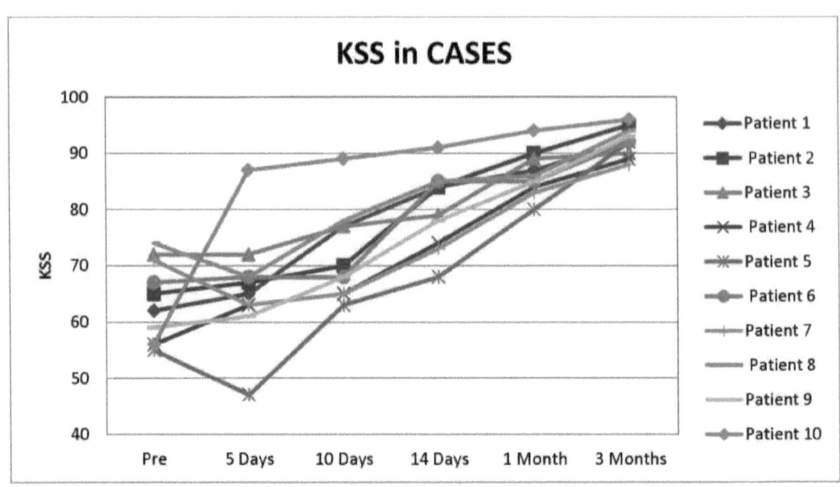

KSS in CASES
100
90
80
70
60
50
40
KSS
Pre
5 Days
10 Days
14 Days
1 Month
3 Months
Patient 1
Patient 2
Patient 3
Patient 4
Patient 5
Patient 6
Patient 7
Patient 8
Patient 9
Patient 10

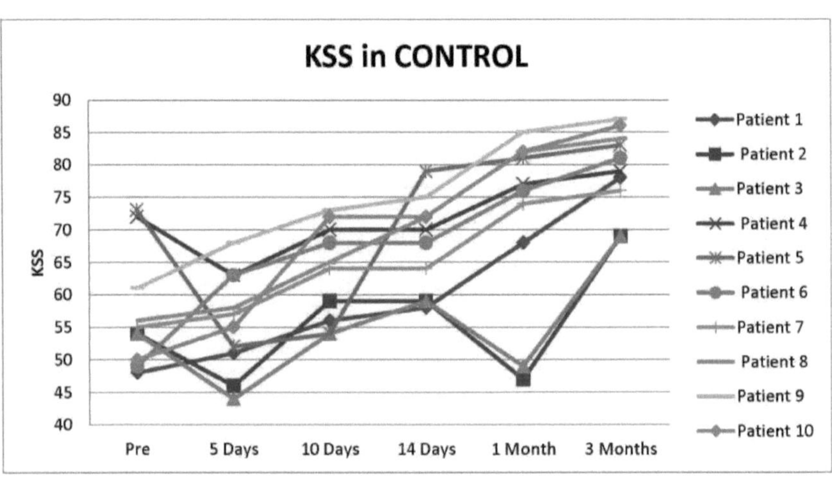

KSS in CONTROL
90
85
80
75
70
65
60
55
50
45
40
KSS
Pre
5 Days
10 Days
14 Days
1 Month
3 Months
Patient 1
Patient 2
Patient 3
Patient 4
Patient 5
Patient 6
Patient 7
Patient 8
Patient 9
Patient 10

		Levene's Test for Equality of Variances				
		F	Sig.	**Sig. (2-tailed)**	Mean Difference	Std. Error Difference
KSS PRE	Equal variances assumed	.167	.688	**.089**	6.500	3.611
	Equal variances not assumed			**.089**	6.500	3.611
KSS 5 Days	Equal variances assumed	.006	.942	**.018**	10.400	3.976
	Equal variances not assumed			**.018**	10.400	3.976
KSS 10 Days	Equal variances assumed	.057	.815	**.024**	8.500	3.455
	Equal variances not assumed			**.024**	8.500	3.455
KSS 14 Days	Equal variances assumed	.058	.813	**.001**	12.500	3.196
	Equal variances not assumed			**.001**	12.500	3.196
KSS 1 MONTH	Equal variances assumed	8.123	.011	**.005**	14.200	4.478
	Equal variances not assumed			**.009**	14.200	4.478
KSS 3MONTH	Equal variances assumed	6.114	.024	**.000**	12.900	2.177

		Levene's Test for Equality of Variances				
		F	Sig.	**Sig. (2-tailed)**	Mean Difference	Std. Error Difference
KSS PRE	Equal variances assumed	.167	.688	**.089**	6.500	3.611
	Equal variances not assumed			**.089**	6.500	3.611
KSS 5 Days	Equal variances assumed	.006	.942	**.018**	10.400	3.976
	Equal variances not assumed			**.018**	10.400	3.976
KSS 10 Days	Equal variances assumed	.057	.815	**.024**	8.500	3.455
	Equal variances not assumed			**.024**	8.500	3.455
KSS 14 Days	Equal variances assumed	.058	.813	**.001**	12.500	3.196
	Equal variances not assumed			**.001**	12.500	3.196
KSS 1 MONTH	Equal variances assumed	8.123	.011	**.005**	14.200	4.478
	Equal variances not assumed			**.009**	14.200	4.478
KSS 3MONTH	Equal variances assumed	6.114	.024	**.000**	12.900	2.177
	Equal variances not assumed			**.000**	12.900	2.177

13) LAG DE EXTENSÃO - Neste estudo, a média da deformidade de flexão fixa no grupo de casos foi de 5,5 graus e de 4,5 graus no grupo de controlo. Houve um atraso médio de extensão de 11,5 graus no grupo de casos no 5º dia de pós-operatório e de 13 graus no grupo de controlo no mesmo período de tempo. Ao fim de 3 meses, não se verificou qualquer atraso médio na extensão no grupo dos casos, enquanto se verificou um atraso médio de 0,5 graus no grupo de controlo. Não se verificou uma diferença significativa na média do desfasamento da extensão no grupo dos casos e no grupo de controlo, embora a diferença na média do desfasamento da extensão no grupo dos casos no pré-operatório e no final dos 3 meses fosse significativa

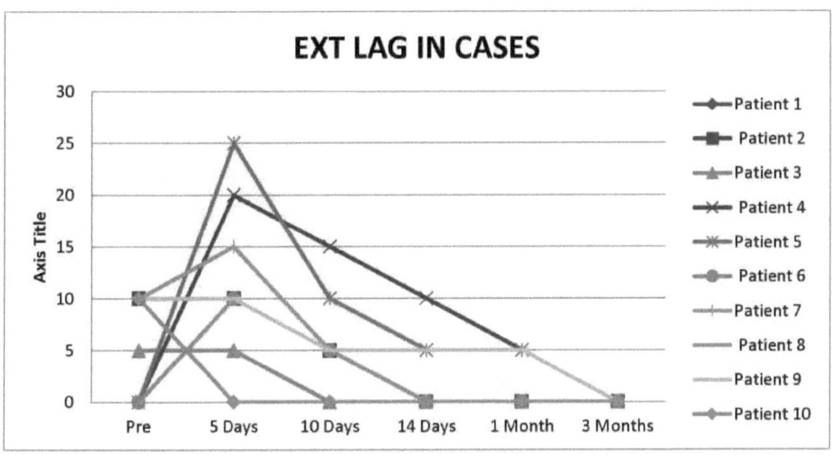

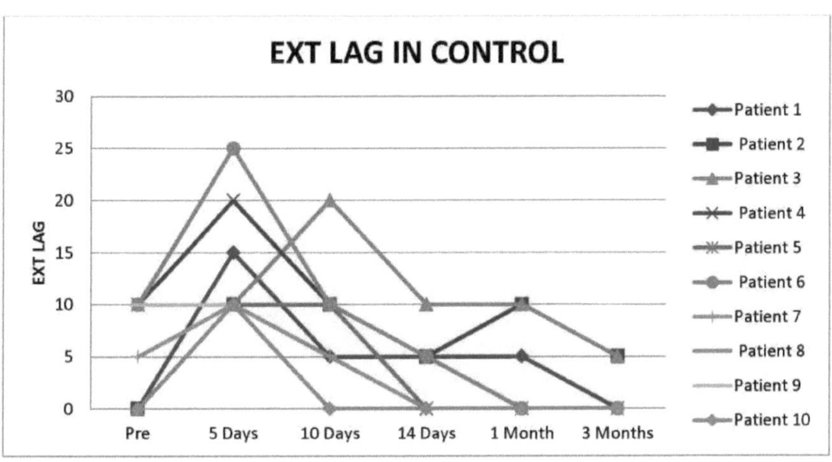

14) SAÍDA DE DRENAGEM - A perda de sangue na TKR deve-se principalmente à saída de drenagem nas primeiras 24 horas. Verificou-se uma diferença significativa no débito de drenagem nos grupos de casos e de controlo. O débito médio de drenagem no grupo de casos foi de 110 ml (20 ml a 320 ml) e no grupo de controlo foi de 212 ml (120 ml a 340 ml).

A quantidade mínima de saída do dreno é considerada como 20 ml (sangue presente apenas na tubagem do dreno)

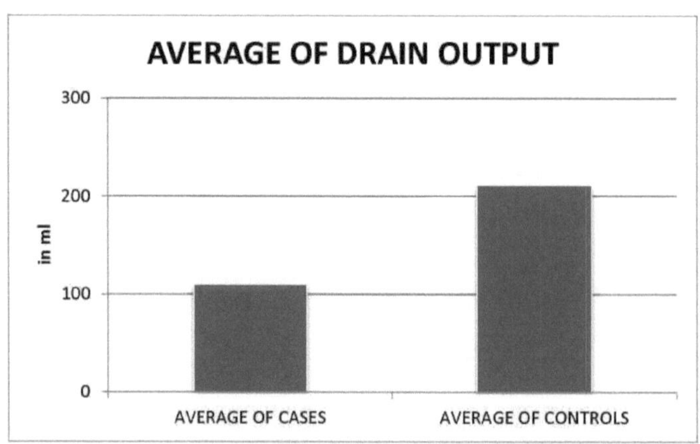

Estatísticas de teste

	BLOOD LOSS	DRAIN OUTPUT
Mann-Whitney U	47.500	19.000
Wilcoxon W	102.500	74.000
Z	-.201	-2.357
Asymp. Sig. (2-tailed)	**.841**	**.018**
Exact Sig. [2*(1-tailed Sig.)]	.853[a]	.019[a]

15) PERDA DE SANGUE - A perda de sangue intra-operatória foi insignificante e não significativa em ambos os grupos.

16) TEMPO OPERATÓRIO - No nosso estudo, o tempo operatório médio utilizando instrumentos guiados por TC foi de 52,80 minutos (DP 16,923) e o do grupo de controlo utilizando instrumentos convencionais foi de 62,40 minutos (DP 6,31). Embora exista uma diferença de 9,6 minutos (menos no grupo de casos), esta não foi considerada estatisticamente significativa.

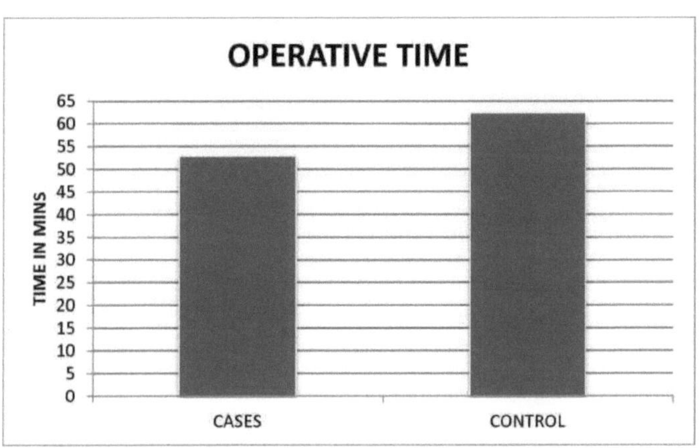

Estatísticas do grupo

	GRP	N	Mean	Std. Deviation	Std. Error Mean
OPERATIVE TIME	GROUP I(CASES)	10	52.80	16.923	5.352
	GROUP II (CONTROL)	10	62.40	6.310	1.996

		Levene's Test for Equality of Variances						
		F	Sig.	t	df	**Sig. (2-tailed)**	Mean Difference	Std. Error Difference
OPERATIVE TIME	Equal variances assumed	4.481	.048	-1.681	18	**.110**	-9.600	5.712
	Equal variances not assumed			-1.681	11.455	.120	-9.600	5.712

17) ÂNGULO VARO/VALGO (medido no pré-operatório e no pós-operatório com goniómetro de ajuda) No nosso estudo, incluímos apenas doentes com osteoartrite, que normalmente apresentam deformidade em varo. Todos os doentes do nosso estudo apresentavam alinhamento em varo em ambos os grupos. Calculámos o ângulo varo no pré-operatório e o ângulo valgo no pós-operatório utilizando um goniómetro.

O ângulo varo médio no grupo de casos foi de 4,6 graus (1 a 13 graus) e de 5,1 graus no grupo de controlo (2 a 13 graus). A média do ângulo em valgo calculado no pós-operatório foi de 4,6 graus no grupo de casos (3,0 a 7,5 graus) e de 3,3 graus (2 a 5 graus) no grupo de controlo. Um joelho do grupo de controlo apresentava alinhamento em varo no pós-operatório. A correlação entre o ângulo varo pré-operatório e o ângulo valgo pós-operatório foi considerada insignificante.

18) **MODELAGEM DO TAMANHO DOS COMPONENTES** - neste estudo, efectuámos a modelagem dos componentes no pré-operatório com a ajuda de modelos em ambos os grupos.
Os tamanhos do componente femoral planeado com base no planeamento pré-operatório foram consistentes com os tamanhos dos componentes que foram implantados em 7 dos 10 joelhos do grupo de casos. O componente femoral implantado era um tamanho superior em três doentes. Os tamanhos planeados dos implantes e os tamanhos dos componentes tibiais implantados foram consistentes em 8 dos 10 joelhos do grupo de casos. O componente tibial implantado era um tamanho maior em dois casos. A espessura planeada da inserção de polietileno foi consistente em 8 dos 10 joelhos. Num joelho, foi aplicada uma inserção de polietileno de 10 mm em vez de 8 mm e, num joelho, foi aplicada uma inserção de polietileno de 15 mm em vez de 8 mm, conforme planeado.

No grupo de controlo, os tamanhos do componente femoral planeados com base no planeamento pré-operatório foram consistentes com os tamanhos dos componentes implantados em 7 dos 10 joelhos do grupo de casos. O componente femoral implantado era dois tamanhos maior num joelho, um tamanho menor num joelho e um tamanho maior num joelho Os tamanhos planeados dos implantes e os tamanhos dos componentes tibiais implantados eram consistentes em 6 dos 10 joelhos do grupo de casos. O componente tibial implantado era um tamanho superior em três joelhos e dois tamanhos superiores num joelho. A espessura planeada da inserção de polietileno foi consistente em 8 dos 10 joelhos. Num joelho, foi aplicado um inserto de polietileno de 15 mm em vez de 10 mm e, num joelho, foi aplicado um inserto de polietileno de 15 mm em vez de 10 mm, conforme planeado.

			how many times we were right in guessing the pre and post size of TRIBAL COMPONENT		
			right in guessing the pre and post size(0)	NOT right in guessing the pre and post size(> 0)	Total
GRP	GROUP I(CASES)	Count	8	2	10
		% within GRP	80.0%	20.0%	100.0%
	GROUP II (CONTROL)	Count	6	4	10
		% within GRP	60.0%	40.0%	100.0%
Total		Count	14	6	20
		% within GRP	70.0%	30.0%	100.0%

			how many times we were right in guessing the pre and post size of FEMORAL COMPONENT		
			right in guessing the pre and post size(0)	NOT right in guessing the pre and post size(> 0)	Total
GRP	GROUP I(CASES)	Count	7	3	10
		% within GRP	70.0%	30.0%	100.0%
	GROUP II (CONTROL)	Count	7	3	10
		% within GRP	70.0%	30.0%	100.0%
Total		Count	14	6	20
		% within GRP	70.0%	30.0%	100.0%

Capítulo 8

DISCUSSÃO

A artrite do joelho é uma das doenças crónicas mais comuns no grupo etário dos idosos. A substituição total do joelho proporciona um alívio fiável da dor e uma melhoria da função em doentes com artrite avançada do joelho. O sucesso deste procedimento depende de muitos factores, incluindo o estado pré-operatório do doente, a conceção e os materiais dos componentes e as técnicas cirúrgicas. É importante posicionar os componentes femorais e tibiais com precisão e equilibrar os tecidos moles. Um dos factores de previsão mais importantes de uma cirurgia de TKR bem sucedida depende do restabelecimento da biomecânica normal do joelho. O mau posicionamento do componente pode levar a falhas devido a afrouxamento assético, instabilidade, desgaste do polietileno e deslocação da patela.

O objetivo do nosso estudo foi comparar a TKR assistida por jig guiada por TC com a TKR com instrumentação convencional na restauração dos eixos de alinhamento do joelho. Uma vez que eliminar a dor e restaurar o alinhamento correto do joelho para permitir que os doentes realizem as actividades da vida diária é o principal objetivo da TKR do ponto de vista do doente.

A navegação pré-operatória específica do doente, guiada por TC, é um método único para planear a cirurgia de TKR e conseguir um posicionamento consistente do implante, especialmente em doentes com hardware cirúrgico retido ou anatomia óssea invulgar.[72]

Os sistemas de navegação baseados em TC permitem o planeamento pré-operatório tridimensional a partir da TC e o fabrico de guias de pinos personalizados.

RESULTADOS DESCRITIVOS: No nosso estudo, que envolveu 20 joelhos, a média de idades dos doentes no grupo de casos de PSI foi de 62,5 anos e no grupo de controlo foi de 62,3 anos. Ambos os grupos tinham uma distribuição igual de homens e mulheres, bem como do lado operado. 4 joelhos no grupo de casos de PSI e 3 joelhos no grupo de controlo apresentavam osteoartrite do joelho de grau 3, enquanto 6 joelhos no grupo de casos de PSI e 7 joelhos no grupo de controlo apresentavam osteoartrite do joelho de grau 4. Os doentes com osteoartrite grave melhoraram mais e tiveram uma maior probabilidade de uma melhoria relevante do funcionamento físico após a TKR. No caso dos doentes com osteoartrite grave do joelho submetidos a TKR, verificaram-se melhorias mais significativas na saúde geral, na vitalidade e na escala de resumo dos componentes físicos.[104] Uma vez que a osteoartrite do joelho é uma doença da velhice, os doentes também sofrem normalmente de outras doenças relacionadas com a velhice, como a diabetes mellitus, a hipertensão e o hipotiroidismo. As condições de comorbilidade podem afetar a reabilitação intra-operatória e pós-operatória dos doentes. A hipertensão arterial está associada a um aumento da perda de sangue e a eventos cardiovasculares no intra e no pós-operatório, mas nenhum dos nossos doentes no estudo registou tais eventos. A diabetes mellitus pode afetar a ferida cirúrgica e atrasar a cicatrização, mas nenhum dos doentes apresentou infecções ou deiscência da ferida.

RESULTADOS

Alinhamento mecânico: O posicionamento incorreto do implante e o alinhamento inadequado do membro após a substituição total do joelho podem levar a um desgaste rápido do implante, ao seu afrouxamento e a uma função subóptima. Os estudos sugerem que os erros de alinhamento > 3° estão associados a uma falha rápida e a uma função menos satisfatória.[4] É importante posicionar os componentes femorais e tibiais com precisão e equilibrar corretamente os tecidos moles. O ponto de entrada da guia de alinhamento intramedular é crítico, uma vez que pode alterar o alinhamento coronal e sagital. Para o alinhamento rotacional do componente femoral, recomenda-se a utilização da linha de Whiteside, do eixo transepicondilar e dos côndilos femorais posteriores para evitar problemas de mau alinhamento da patela. Não se pode esperar um elevado grau de precisão utilizando técnicas convencionais para o alinhamento rotacional através da palpação de pontos anatómicos.[105]

H.Mizu-uchi et al concluíram no seu estudo,[101] que o ângulo médio anca-joelho-tornozelo era de

181,8° (174,2° a 188,3°) para o grupo convencional e de 180,8° (178,2° a 185,1°) para o grupo de navegação guiada por jigue de TAC. O ângulo femoral rotacional médio foi de -0,7° (-8,8° a 9,8°) para o grupo convencional e de -0,6° (-3,5° a 3,0°) para o grupo navegado guiado por jig de tomografia computorizada. Os ângulos médios de rotação do componente tibial foram de -3,3° (-16,8° a 5,8°) para o grupo convencional e de 0,3° (-5,3° a 7,7°) para o grupo navegado. Os ângulos ideais de todos os alinhamentos no grupo navegado foram obtidos a taxas significativamente mais elevadas em comparação com o grupo convencional. Os resultados demonstraram melhorias significativas no posicionamento dos componentes com um sistema de navegação baseado em TC, especialmente no que respeita ao alinhamento rotacional.

No estudo efectuado por Werner Anderl et al[100] , que avaliou o alinhamento em TKR assistida por gabarito guiada por TC e TKR convencional, embora a HKA média pós-operatória não tenha sido significativamente diferente entre os grupos, o desvio médio de um alinhamento mecânico neutro foi significativamente inferior no grupo de casos PSI

Contrariamente a isto, no nosso estudo, o ângulo HKA médio em doentes pós-operatórios foi de 183,5 (181 a 191) para o grupo de controlo convencional e 181,5 (180,4 a 182,2) para o grupo de casos. A diferença nos ângulos HKA pré-operatórios e pós-operatórios entre os grupos de casos (valor de p = 0,001) e de controlo (valor de p = 0,001) foi significativa em ambos os grupos.

Nem o grupo de controlo nem o grupo de casos da nossa série conseguiram obter um ângulo HKA normal de 180 graus. Mas o desvio do ângulo ideal foi menor no grupo de casos, o que foi estatisticamente significativo. (valor de p = 0,0001 no grupo de casos e 0,003 no grupo de controlo). O desvio médio de um alinhamento mecânico neutro foi significativamente menor no grupo de casos.

Num estudo realizado por Thomas J. Heyse[99] , a PSI assistida por RMN foi eficaz na redução significativa dos valores anómalos do alinhamento rotacional ótimo do componente femoral durante a ATJ.

Num estudo efectuado por Conrad B. Ivie,[92] , as radiografias de 100 joelhos totais específicos de doentes realizados consecutivamente foram comparadas com as TKR realizadas com instrumentos convencionais. O grupo específico do doente mostrou uma reprodução mais exacta do eixo mecânico teoricamente ideal, com menos valores aberrantes.

No nosso estudo, o ângulo femoral rotacional médio foi de 1,0° (0,6 a 1,5°) para o grupo de casos de PSI e de 1,5° (0,8° a 2,4°) para o grupo de controlo. Esta diferença foi considerada significativa, representando um melhor alinhamento no grupo de casos de PSI (valor de p no caso = 0,0001 e no grupo de controlo 0,010). Esta melhoria significativa no ângulo de rotação femoral no grupo de casos significa o resultado benéfico dos dispositivos guiados por TC na TKR. Isto não só ajuda a melhorar o espaço de flexão (mantendo a forma retangular), como também melhora o seguimento da patela.

De acordo com o estudo conduzido por K. Chareancholvanich7[6] o componente tibial no grupo "caso" estava mensuravelmente mais próximo do alinhamento neutro do que no grupo de controlo, a dimensão da diferença era muito pequena (MPTA 89,8° (SD 1,2) *vs* 90,5° (SD 1,6); p = 0,030)

No presente estudo, o LDFA médio pós-operatório nos casos foi de 90,4 graus e no controlo foi de 91,8 graus, embora o LDFA esteja ligeiramente mais próximo do ângulo ideal de 87 graus nos casos (valor de p 0,024); mas a diferença entre os casos e o controlo em relação ao ângulo LDFA ideal nunca atingiu o nível significativo (p> 0,05)

A AMP média nos casos foi de 89,6 graus e no controlo foi de 88,6 graus, embora a diferença na AMP pré-operatória e na AMP pós-operatória em ambos os grupos fosse significativa (valor de p no caso = 0,038 e no controlo 0,007) e próxima da AMP ideal. Não houve diferença estatisticamente significativa na AMP com referência ao ângulo ideal em ambos os grupos.

Verificou-se uma escassez de estudos para avaliar o ângulo da diáfise femoral e da diáfise tibial, os ângulos do planalto condilar no pré e no pós-operatório, utilizando estes dois métodos de execução da TKR. O FS-TS médio pós-operatório no grupo de casos foi de 5,4 graus (3,6 a 8,5 graus) e no grupo de controlo foi de 2,5 graus (-6,0 a 6,3 graus). O ideal é um alinhamento do joelho em valgo de 6 graus. O alinhamento do joelho nos casos estava mais próximo do alinhamento ideal de 6 graus em valgo do que no grupo de controlo. A diferença foi estatisticamente significativa (valor de p = 0,021), o que demonstra que a TKR assistida por jig guiada por TC é mais precisa no alinhamento do joelho do que o método convencional. Um doente tinha um ângulo FS-TS pós-operatório de 5 graus em alinhamento em varo no grupo de controlo (joelho número 4). Todos os restantes doentes apresentavam um ângulo FS-TS em valgo no pós-operatório. O ângulo CP médio pós-operatório foi de 0,7 para o grupo de casos e de 0,43 para o grupo de controlo. A diferença foi considerada insignificante do ponto de vista estatístico. Da mesma forma, não houve diferença significativa na média dos ângulos FM-FS no pós-operatório nos casos e no grupo de controlo.

Um estudo realizado por Sassoon A.[106] concluiu que o PSI para ATJ não demonstrou de forma fiável uma melhoria do alinhamento pós-operatório do membro ou do componente quando comparado com a instrumentação padrão.

Uma meta-análise, incluindo 8 ensaios clínicos aleatorizados (ECR) e 8 estudos de coorte, conduzida por E. Thienpont[103] para examinar o efeito dos instrumentos específicos do doente (PSI) nos resultados radiológicos após a substituição total do joelho (TKR), foi efectuada para avaliar o alinhamento do eixo mecânico e o desalinhamento dos componentes femorais e tibiais nos planos coronal, sagital e axial, com um limiar de > 3° em relação ao neutro. Os riscos relativos (RR) para o desalinhamento foram determinados para todos os estudos e para os ECRs e estudos de coorte separadamente. Não houve diferença significativa na probabilidade de desalinhamento do eixo mecânico com PSI *versus* TKR convencional em todos os estudos (RR = 0,84, p = 0,304), nos RCTs (RR = 1,14, p = 0,445) ou nos estudos de coorte (RR = 0,70, p = 0,289). Os resultados para o alinhamento do componente tibial foram significativamente piores utilizando a RCT com PSI do que a RCT convencional nos planos coronal e sagital (RR = 1,75, p = 0,028; e RR = 1,34, p = 0,019, respetivamente, na análise conjunta). A TKR PSI mostrou uma vantagem significativa sobre a TKR convencional para o alinhamento do componente femoral no plano coronal (RR = 0,65, p = 0,028 na análise conjunta), mas não no plano sagital (RR = 1,12, p = 0,437). O alinhamento axial dos componentes tibial (p = 0,460) e femoral (p = 0,127) não foi significativamente diferente. Assim, a meta-análise concluiu que o PSI não melhora a precisão do alinhamento dos componentes na TKR em comparação com a instrumentação convencional.

Ao contrário da meta-análise, o nosso estudo mostra um melhor alinhamento no pós-operatório em doentes com TKR guiada por TC e assistida por gabarito, em termos de melhor alinhamento do joelho representado pelo ângulo HKA, ângulo FS-TS e rotação femoral, em comparação com a instrumentação convencional.

O restabelecimento da função e do alinhamento no tratamento da artrite do joelho com uma substituição total do joelho em doentes com uma deformidade extra-articular (DAE) resultante de uma má união ou com hardware femoral retido é um desafio.[72] Os pontos de referência anatómicos normais são difíceis de encontrar e difíceis de utilizar para obter um alinhamento correto. O procedimento será ainda mais dificultado pela deformidade angular do fémur ou da tíbia.

O estudo efectuado por Emmanuel Thienpont et al[72] concluiu que a utilização de sistemas de instrumentação específicos para cada doente, para a realização de ATJ em doentes sem acesso ao canal intramedular devido a deformidade extra-articular ou dispositivos de fixação, melhorou a função e restaurou o alinhamento do membro. O alinhamento mecânico pode ser facilmente obtido com esta técnica através da correção intra-articular de deformidades inferiores a 20º.

Encontrámos a mesma vantagem específica dos gabaritos guiados por TC em dois joelhos (joelho número 1 e 2 no grupo de casos PSI). O doente apresentava uma deformidade em varo da diáfise femoral bilateralmente (imagem número 1). Nestes casos, se tivéssemos dependido da haste de alinhamento intramedular para avaliar o eixo anatómico do fémur, a haste teria atingido o córtex lateral do fémur, o que teria tido como consequência um corte femoral distal valgo incorreto, levando ao desalinhamento do componente femoral. Coincidentemente, os pacientes pertenciam ao grupo de "casos", pelo que não foi necessária a inserção de uma haste de alinhamento femoral intramedular e evitámos as suas complicações dramáticas.

Num joelho do grupo de casos PSI (joelho n.º 4), depois de efetuar os cortes na tíbia com a ajuda do dispositivo guiado por TAC, verificou-se um desalinhamento na tíbia, representado pela haste de alinhamento que aponta para o 5th metatarso. A razão para este desalinhamento pode ser o posicionamento incorreto do dispositivo de fixação na tíbia. Para um posicionamento perfeito do dispositivo de fixação na tíbia, todo o tecido mole deve ser removido sem remover quaisquer osteófitos. A presença de tecido mole no local de colocação da cavilha, bem como a remoção de qualquer osteófito, pode ter sido a causa do mau posicionamento da cavilha. Nos restantes casos, não se registou qualquer problema deste tipo.

Perda de sangue: A substituição total do joelho é uma operação ortopédica importante que envolve uma perda de sangue significativa devido à libertação extensiva de tecidos moles, cortes ósseos e hastes intramedulares. Estima-se que, em geral, são efectuadas 15 milhões de transfusões por ano, sendo que 20% têm algum efeito adverso. O risco de transmissão do VIH é uma preocupação importante (1-2% das transfusões), podendo ocorrer complicações imunológicas e outras complicações transfusionais não infecciosas. A quantidade de perda de sangue e a incidência de transfusão de sangue numa ATJ primária cimentada parecem ser altamente variáveis na literatura publicada. A perda de sangue ocorre principalmente durante o período pós-operatório. A perda de sangue pode ser avaliada pela queda da hemoglobina pré-operatória e pós-operatória, mais precisamente pela queda do PCV. A saída do dreno nas 24 horas é uma das principais fontes de perda de sangue.

Teoricamente, a TKR com PSI não viola o canal medular femoral, que é uma das principais fontes de perda de sangue em doentes com TKR. Além disso, o tempo cirúrgico reduzido, bem como o tempo de torniquete reduzido na PSI, reduzem ainda mais a perda de sangue.

Andrzej Kotela et al[107] concluíram que a perda média de sangue no pós-operatório foi de 850 ± 450,5 ml no grupo de casos e de 1000 ± 502,1 ml no grupo de controlo. No período pós-operatório, foram necessárias transfusões de sangue em ambos os grupos

É registada uma quantidade invulgarmente elevada de perda de sangue em cirurgias de TKR. Num estudo realizado por Y. Kalairajah[7] , a drenagem média de sangue foi de 1351 ml (715 a 2890; intervalo de confiança (IC) de 95% 1183 a 1518) no grupo assistido por computador e de 1747 ml (1100 a 3030; IC 1581 a 1912) no grupo convencional. Esta diferença foi estatisticamente significativa (p = 0,001). A perda média calculada de hemoglobina foi de 36 g/dl no grupo navegado *versus* 53 g/dl no grupo convencional; esta diferença foi significativa com p < 0,00001.

No nosso estudo, a avaliação da perda de sangue intra-operatória não foi significativa em ambos os grupos.

No intra-operatório, foi colocado um dreno de sucção negativo no local da cirurgia. O dreno foi retirado no pós-operatório, por volta de 24 horas. Verificou-se uma diferença significativa no débito do dreno nos grupos de casos e de controlo. O débito médio do dreno no grupo de casos foi de 110 ml (20 ml a 320 ml) e no grupo de controlo foi de 212 ml (120 ml a 340 ml). A diferença é estatisticamente significativa (valor de p = 0,018). A diferença no valor da hemoglobina pré e pós-operatória é um indicador da perda de sangue em ambos os grupos. A quantidade média de queda da hemoglobina no período pós-operatório no grupo de estudo foi de 0,95g/dl e no grupo de controlo foi de 1,35g/dl. A correlação da diferença de hemoglobina no período pós-operatório no grupo de casos e no grupo de controlo foi considerada insignificante. Mas o VCP é um melhor indicador do volume de sangue no corpo humano. Assim, a queda do valor do VCP no período pré-operatório e pós-operatório nos casos de ISP e no grupo de controlo indicaria a quantidade de perda de sangue nos grupos. A queda média do PCV no período pós-operatório no grupo de casos foi de 2,66 e no grupo de controlo foi de 3,5. Esta diferença na queda do PCV no grupo de casos e no grupo de controlo foi estatisticamente significativa (valor de p = 0,023), o que indica uma menor quantidade de perda de sangue no grupo de casos de PSI. Nenhum paciente necessitou de transfusão de sangue no período pós-operatório. Este resultado enfatizou o benefício da TKR assistida por jig guiada por TC.

Tempo operatório: De acordo com o estudo efectuado por S. P. Krishnan[102] , podem ser evitados cinco a seis passos cirúrgicos utilizando guias de fixação personalizadas guiadas por TC. Um estudo aleatório sobre PSI TKR sugere uma redução estatisticamente significativa do número de tabuleiros de instrumentos (média de 4,3 *vs* 7,5, $p < 0,0001$) e do tempo cirúrgico (média de 121,4 minutos *vs* 128,1 minutos; $p = 0,048$) em comparação com a técnica convencional.

Boonen et al[7] 5 que demonstrou uma redução de 5 minutos ($P < .01$) no tempo operatório para os PSI em comparação com os implantes prontos a utilizar. De acordo com o estudo efectuado por Sassoon[106] , existem provas decisivas que sustentam que os PSI requerem menos tabuleiros cirúrgicos, mas não foi claramente demonstrado que os PSI diminuem o tempo operatório.

No nosso estudo, o tempo operatório médio utilizando instrumentos guiados por TC foi de 52,80 minutos (DP 16,923) e o do grupo de controlo utilizando instrumentos convencionais foi de 62,40 minutos (DP 6,31). Embora exista uma diferença de 9,6 minutos (menos no grupo de casos), esta não foi considerada estatisticamente significativa. A diminuição do tempo operatório reduz o risco de complicações, a perda de sangue, a possibilidade de infeção, a dor e o tempo de torniquete.

Um joelho do grupo de casos PSI (joelho número 4) sofreu uma fratura do côndilo tibial lateral que exigiu a fixação com parafusos canulados, o que aumentou o tempo operatório. Além disso, o desalinhamento no mesmo caso exigiu várias tentativas de colocação de uma inserção de polietileno e uma nova verificação do alinhamento, o que aumentou o tempo de cirurgia.

Tendo isto em consideração, são necessários mais estudos para avaliar este parâmetro.

Vários estudos demonstraram uma diferença insignificante na amplitude de movimento utilizando os sistemas PSI e TKR convencional. Num estudo realizado por Ran Schwarzkopf,[109] verifica-se uma diminuição da amplitude de movimento pós-operatória de 3,90° ($P < 0,01$) em doentes com TKR PSI em comparação com doentes com TKR convencional.

No nosso estudo, a amplitude média de movimento nos casos foi de 97,50 graus (70 a 130 graus) e no controlo foi de 92,50 graus (80 a 100 graus). A amplitude média de movimento ao fim de 3 meses era de 120 graus nos casos e de 108 graus no controlo. Embora tenha havido uma diferença de 12 graus entre os casos e o controlo ao fim de 3 meses, a diferença não foi estatisticamente significativa. Verificou-se um aumento da amplitude de movimento nos casos, que passou de 97,50 para 120 graus no período pré-operatório ao fim de 3 meses (valor de p = 0,001) e no grupo de controlo (valor de p = 0,01) o aumento foi de 92,50 para 108 graus, sendo ambos estatisticamente significativos.

A amplitude de movimento depende de muitos factores, como a ADM pré-operatória, a pontuação total do joelho e a pontuação funcional, o diagnóstico de osteoartrite, o IMC, a deformidade em flexão pré-operatória, a idade e o sexo dos doentes, o resurfacing da rótula. A amplitude de movimento aumenta progressivamente no pós-operatório com a ajuda da fisioterapia e a diminuição da dor. Verificou-se uma correlação inversa entre a pontuação VAS e a amplitude de movimentos, mas não foi estatisticamente significativa. A amplitude de movimento diminuiu numa doente do grupo de controlo (joelho número 2), provavelmente devido ao aumento da dor e à falta de fisioterapia. A pontuação VAS aumentou de 2 para 4. A doente foi novamente submetida a reabilitação pós-operatória e a amplitude de movimentos aumentou aos 3 meses e a pontuação VAS diminuiu.

A presença de deformidade em flexão fixa e de quadríceps fraco, geralmente observada em doentes com osteoartrite grave no período pré-operatório, afecta o resultado no período pós-operatório, como a persistência do atraso na extensão e a diminuição da amplitude de movimento do joelho.

Neste estudo, a deformidade de flexão fixa média no grupo de casos foi de 5,5 graus e de 4,5 graus no grupo de controlo. Verificou-se um desfasamento médio da extensão de 11,5 graus no grupo de casos no quinto dia de pós-operatório e de 13 graus no grupo de controlo no mesmo momento. Ao fim de 3 meses, não se verificou qualquer atraso médio na extensão no grupo dos casos, enquanto se verificou um atraso médio de 0,5 graus no grupo de controlo. Não se verificou uma diferença significativa na média do desfasamento da extensão no grupo dos casos e no grupo de controlo, embora a diferença na média do desfasamento da extensão no grupo dos casos no pré-operatório e no final de 3 meses fosse significativa.

Melhoria do estado funcional no prazo de 3 meses: O objetivo da substituição total do joelho é aliviar a dor e melhorar a capacidade funcional do doente. São utilizados vários sistemas de pontuação para avaliar o estado funcional na fase de reabilitação pós-operatória; no nosso estudo, utilizámos o Knee Society Score e a pontuação VAS.

Num estudo realizado por R. Decking[108] , não houve diferença estatisticamente significativa na pontuação KSS na TKR navegada por computador em relação à TKR convencional.

No estudo efectuado por Werner Anderl et al[100] KSS joelho, a função KSS, a ADM e a EVA melhoraram significativamente do pré para o pós-operatório em ambos os grupos. No seguimento inicial, o resultado clínico foi comparável entre os dois grupos, enquanto a função KSS e a EVA para a dor foram significativamente melhores no grupo de casos PSI. Os valores de KSS, VAS, WOMAC e OKS foram significativamente melhores no subgrupo de joelhos com um desvio de +3° em relação a um eixo mecânico neutro, em comparação com os casos anómalos.

Andrzej Kotela et al[107] concluíram que as pontuações KSS e WOMAC foram ligeiramente melhores na TKR assistida por jig guiada por TC (170,2 ± 22,2 e 16,3 ± 14,7, respetivamente), em comparação com a TKR convencional (156,6 ± 33,2 e 17,1 ± 15,3, respetivamente). Os doentes do grupo de controlo apresentaram pontuações de dor EVA ligeiramente melhores (17,0 ± 16,7), embora a diferença em relação ao grupo de casos não tenha sido significativamente diferente (19,3 ± 17,2, p = 0,48). A pontuação média global de satisfação na EVA foi de 91,1 ± 11,3 e não houve diferença significativa entre o grupo de casos (91,5 ± 11,1) e o grupo de controlo (90,6 ± 11,4).

No nosso estudo, a pontuação média da EVA nos casos pré-operatórios foi de 4,1 (3 a 6) e no grupo de controlo foi de 3,5 (3 a 5). A pontuação média da EVA nos dias 5, 14, 1 mês e 3 meses de seguimento pós-operatório foi de 3,3, 1,5, 0,7, 0,4 e 0,2, respetivamente. Enquanto que a pontuação EVA no grupo de controlo, no mesmo período, foi de 4,8, 3,5, 2,1, 1,6 e 0,5, respetivamente. A diferença nas pontuações VAS entre os casos e o grupo de controlo foi estatisticamente significativa, exceto aos 3 meses (valor de p 0,458). Isto sugere que a TKR efectuada com a ajuda de gabaritos guiados por TC teve um pouco menos de dor do que nos doentes com TKR convencional. Ambos os métodos são iguais em termos de controlo da dor no período pós-operatório a longo prazo.

A pontuação KSS pré-operatória nos casos foi de 63,70 (55 a 74) e no controlo foi de 57,20 (48 a 73). A pontuação KSS pós-operatória nos dias 5, 14, 1 mês e 3 meses de seguimento foi de 66,1, 72, 80,1, 86,3 e 92,1, respetivamente. Enquanto que a pontuação KSS no grupo de controlo com a mesma duração foi de 55,70, 63,50, 67,60, 72,10 e 79,20, respetivamente. A diferença na pontuação KSS no pré-operatório e em vários momentos foi estatisticamente significativa no grupo de casos, exceto no KSS pré-operatório e no KSS no 5º dia de pós-operatório. Do mesmo modo, no grupo de controlo, a diferença na pontuação KSS no pré-operatório e em vários momentos foi estatisticamente significativa, exceto no que se refere à pontuação KSS no pré-operatório, à pontuação KSS no 5º dia de pós-operatório e à pontuação KSS no 10º dia de pós-operatório. A diferença na pontuação KSS foi estatisticamente significativa nos períodos pós-operatórios (valor de p aos 3 meses = 0,0001). Assim, a melhoria da pontuação KSS no grupo de casos enfatiza o melhor resultado funcional com o dispositivo guiado por TC.

Todos estes estudos anteriores avaliaram os dados sobre o KSS na pontuação EVA a longo prazo, de 6 meses a 2 anos. O nosso estudo apresenta os mesmos resultados promissores, mesmo num estudo de curta duração, e pode ter resultado em dados semelhantes a longo prazo.

Capítulo 9

CONCLUSÕES

A TKR é uma das cirurgias mais bem sucedidas realizadas em ortopedia para a osteoartrite do joelho. Este estudo foi efectuado para comparar a TKR assistida por gabarito guiado por TC e a TKR com instrumentação convencional na restauração do alinhamento normal do joelho após a cirurgia. Os resultados foram significativos e apoiaram a eficácia dos dispositivos pré-formados guiados por TC na realização de TKR.

Verificou-se que os eixos de alinhamento do joelho eram mais exactos em relação aos valores normais nos casos realizados com a ajuda de gabaritos específicos do doente.

Não houve diferença estatística entre os casos e o controlo na colocação dos componentes femorais e tibiais nos planos coronais. No entanto, houve uma melhoria estatisticamente significativa na colocação do componente femoral em rotação ideal (dentro de 3 graus), melhorando assim o espaço de flexão e o seguimento da patela. Obtivemos um melhor alinhamento em valgo do joelho próximo do normal nos casos, representado pelos ângulos FS-TS e HKA. Isto denota uma melhor colocação dos componentes femoral e tibial, aumentando assim a longevidade do implante e reduzindo as complicações.

Considerámos que os gabaritos pré-formados guiados por TC são benéficos em alguns casos especiais. Operámos dois joelhos com deformidade em varo do fémur. Os doentes com deformidade extra-articular no fémur, que dificulta a inserção adequada da haste de alinhamento para avaliar o eixo anatómico, são beneficiados por estes gabaritos específicos. Estes gabaritos evitam a necessidade de inserção da haste intramedular, evitando assim a consequência de um corte femoral distal incorreto. Isto pode ser desastroso para o alinhamento dos componentes e para o seguimento da patela.

Encontrámos uma diferença estatística na quantidade total de perda de sangue nos grupos de casos e de controlo. Uma vez que a inserção da haste femoral intramedular não é necessária na TKR efectuada com a ajuda de dispositivos PSI, a perda de sangue resultante da violação do canal medular femoral pode ser evitada.

Este facto é ilustrado pela diminuição da quantidade de saída de esgotos no grupo de casos.

No nosso estudo, verificámos que os melhores resultados de alinhamento com PSI no lado femoral podem dever-se ao facto de as cavilhas femorais se adaptarem melhor ao contorno anatómico do fémur, ao passo que as cavilhas tibiais precisam de ser melhoradas neste aspeto. As cavilhas femorais assentam muito bem no contorno do fémur, ao passo que as cavilhas tibiais não assentam tão bem (imagens 14 a 17). A remoção inadvertida de osteófitos ou a remoção incompleta de tecidos moles pode levar a um mau posicionamento das cavilhas tibiais. Deparámo-nos com este problema num caso.

Verificámos uma redução da pontuação VAS nos casos de PSI em comparação com o grupo de controlo durante o período de curto prazo. Também se registou uma melhoria na pontuação KSS no grupo de casos.

Este estudo concluiu que a TKR assistida por gabarito guiada por TC é mais precisa e exacta em comparação com a instrumentação convencional. É especificamente benéfica em casos com deformidades extra-articulares do fémur ou da tíbia.

REFERÊNCIAS

1. Chang MJ, Lim H, Lee NR, Moon YW. Diagnóstico, causas e tratamentos da instabilidade após artroplastia total do joelho.Knee Surg Relat Res. 2014 Jun; 26(2): 61-67

2. Jonsson B, Astrom J. Alignment and long-tenn clinical results of a semlconstramed knee prosthesis. Clin Orthop Relat Res. 1988;226:124-8.

3. Werner FW, Ayers DC, Malestsky LP, Rullkoetter PJ. The effect of valgus/varus malalignment on load distribution in total knee replacements. J Biomech. 2005; 38:349-55.

4. Stulberg SD. Qual a precisão da instrumentação atual para TKR? Clin Orthop Relat Res. 2003; 416:177-84.

5. Delp SL, Stulberg SD, Davies B, Picard F, Leitner F. Computer-assisted knee replacement. Clin Orthop Relat Res. 1998;354:49-56.

6. Chauhan SK, Scott RG, Breidahl W, Beaver R. Computer-assisted knee arthroplasty versus a conventional jig-based technique. Um ensaio prospetivo e aleatório. J Bone Joint Surg Br. 2004;86:372-77.

7. Kalairajah Y, Cossey AJ, Verral GM, Spriggins AJ. Perda de sangue após substituição total do joelho: Effects of computer-assisted surgery. J Bone Joint Surg Br. 2005;87:1480-82.

8. Mcpherson E, Roidis N, Song M. Localização da cultura positiva no tratamento da TKR infetada. XXII Congresso Mundial do SICOTISIROT. San Diego, CA. 2002.

9. Kim YH. Incidence of fat embolism syndrome after cemented or cementless bilateral simultaneous and unilateral total knee arthroplasty. Journal of Arthroplasty. 2001;16:730-9.

10. Dennis DA, Channer M, Susman MH, Stringer EA. Intramedular versus extramedular sistemas de alinhamento tibial na artroplastia total do joelho. Journal of Arthroplasty. 1993;8:43-47.

11. Stone R, Mccloy R. Ergonomics in medicine and surgery (Ergonomia em medicina e cirurgia). BMJ. 2004;328:1115-8.

12. Wasielewski RC, Galante JO, Leighty R, et al. Padrões de desgaste em inserções de polietileno recuperadas e a sua relação com considerações técnicas durante a artroplastia total do joelho. Clin Orthop Relat Res. 1994;299:31. [PubMed]

13. Fang MD, Ritter MA, Davis EK. Coronal Alignment in Total Knee Arthroplasty (Alinhamento Coronal na Artroplastia Total do Joelho). THE J OF ARTHROPLASTY: 2009September:24(6);39-43

14. Mason JB, Fehring TK, Estok R, et al. Meta-analysis of alignment outcomes in computer- assisted total knee arthroplasty surgery. J Arthroplasty. 2007;22:1097-106.

15. Radermacher K, Portheine F, Anton M, et al. Computer assisted orthopedic surgery with image based individual templates. Clin Orthop Relat Res. 1998;354:28-38. 16. Howell SM, Kuznik K, Hull ML, Siston RA. Results of an initial experience with custom-fit positioning total knee arthroplasty in a series of 48 patients. Orthopedics. 2008;31:857-63. [PubMed]

17. Sisto DJ, Sarin VK. Custon patellofemoral arthroplasty of the knee. JBJS. 2006;88:1475- 80. doi: 10.2106/JBJS.E.00382.

18. Dennis DA, Komistek RD, Hoff WA, Gabriel SM. In vivo knee kinematics derived using an inverse perspective technique. Clin Orthop Relat Res. 1996;331:107-17.

19. Dennis DA, Komistek RD, Colwell CW, et al. In vivo anteroposterior femorotibial translation: a multi-center analysis. Clin Orthop. 1998;356:47-57.

20. Dennis DA, Komistek RD, Mahfouz MR, et al. Multi-center determination of in vivo kinematics after total knee arthroplasty (Determinação multicêntrica da cinemática in vivo após artroplastia total do joelho). Clin Orthop. 2003;416:37-57.

21. Slamin J, Parsley B. Evolution of customization design for total knee arthroplasty. Curr Rev Musculoskelet Med. 2012 Dec; 5(4): 290-295.

22. Walldius B. Artroplastia da articulação do joelho utilizando uma prótese de acrílico. Ata Orthop Scand 1953;23:121-131.

23. Charnley J. Artroplastia da anca. Uma nova operação. Lancet 1961;1(7187):1129-1132.

24. Gunston FH. Artroplastia policêntrica do joelho. Simulação protética do movimento normal do joelho. J.BoneJointSurgBr 1971;53:272-277.

25. Ranawat CS. História da substituição total do joelho. J South Orthop Assoc 2002;11:218-226.

26. Coventry MB, Finerman GA, Riley LH, et al. Um novo joelho geométrico para artroplastia total do joelho. Clin Orthop Relat Res 1972;83:157-162.

27. Freeman MA, Swanson SA, Todd RC. Substituição total do joelho utilizando a prótese de joelho Freeman-Swanson.ClinOrthopRelatRes1973;(94): 153-170.

28. Insall JF, Ranawat CS, Scott WN, et al. Substituição total do joelho condilar: Preliminary report. ClinOrthopRelatRes 1976; 149-154.

29. Ranawat CS, Shine JJ. Duo-condylar total knee arthroplasty. Clin Orthop Relat Res 1973;(94):185-195.

30. Townley C, Hill L. Total knee replacement. Am J Nurs 1974;74:1612-1617.

31. McKeever DC. O clássico: Prótese do planalto tibial 1960. Clin Orthop Relat Res 2005;440:4-8.

32. Goodfellow J, O'Connor J. The mechanics of the knee and prosthesis design. J Bone Joint Surg Br 1978;60-B:358-369.

33. Marmor L. O joelho modular. Clin Orthop Relat Res 1973;(94)242-248.

34. Luo CF. Eixos de referência para a reconstrução do joelho. Knee, 2004;11:251-7. 35. Lotke PA, Ecker ML. Influência do posicionamento da prótese na substituição total do joelho. J Bone Joint Surg [Am]1977;59-A:77-9.

36. Ritter MA, Faris PM, Keating EM, Meding JB. Alinhamento pós-operatório da substituição total do joelho: o seu efeito na sobrevivência. Clin Orthop Relat Res 1994;299:153-6.

37. Ritter MA, Thong AE, Keating EM, et al. The effect of femoral notching during total knee arthroplasty on the prevalence of postperative femoral fractures and on clinical outcome. J Bone Joint Surg [Am] 2005;87-A:2411-14.

38. Lesh ML, Schneider DJ, Deol G, Davis B, Jacobs CR, Pellegrini VD Jr. The consequences of anterior femoral notching in total knee arthroplasty: a biomechanical study. J Bone Joint Surg [Am] 2000;82-A:1096-101.

39. Culp RW, Schmidt RG, Hanks G, et al. Fratura supracondiliana do fémur após artroplastia protética do joelho.Clin Orthop Relat Res 1987;222:212-22.

40. Barrack RL, Schrader T, Bertot AJ, Wolfe MW, Myers L. Component rotation and anterior knee pain after total knee arthroplasty. Clin Orthop Relat Res 2001;392:46-55.

41. Amis AA. Conceitos actuais sobre anatomia e biomecânica da estabilidade da patela. Sports Med Arthrosc 2007;15:48-56.

42. Nicoll D, Rowley DI. O erro de rotação interna do componente tibial é uma das principais causas de dor após a substituição total do joelho. J Bone Joint Surg [Br] 2010;92-B:1238-44.

43. Whiteside LA, Arima J. O eixo antero-posterior para o alinhamento rotacional do fémur na artroplastia total do joelho em valgo.Clin Orthop Relat Res 1995;321:168-72.

44. Pang CH, Chan WL, Yen CH, et al. Comparação da artroplastia total do joelho utilizando navegação assistida por computador versus sistemas de orientação convencionais: um estudo prospetivo. J Orthop Surg (Hong Kong), 2009;17:170-3.

45. Spencer JM, Chauhan SK, Sloan K, Taylor A, Beaver RJ. Computer navigation versus conventional total knee replacement: no difference in functional results at two years. J Bone Joint Surg [Br] 2007;89-B:477-80.

46. Jeffery RS, Morris RW, Denham RA. Coronal alignment after total knee replacement. Journal of

Bone & Joint Surgery, British Volume. 1991;73(5):709-14.

47. Whiteside LA. Princípios e técnicas para o equilíbrio dos tecidos moles. Palestra do curso de instrução 48: Artroplastia total primária do joelho: Técnicas e princípios cirúrgicos. AAOS, Dallas, TX; 2002.

48 Insall JA, Easley ME. Surgical techniques and instrumentation in total knee arthroplasty (Técnicas cirúrgicas e instrumentação na artroplastia total do joelho). Em Insall JN, Scott WN (Eds.) Surgery of the Knee, 3rd edn, Philadelphia, Churchill Livingstone. 2001:1553-1620.

49. Kinzel V, Scaddan M, Bradley B, Shakespeare D. Varus/valgus alignment of the femur in total knee arthroplasty. A exatidão pode ser melhorada através da tomografia computorizada pré-operatória? Knee. 2004;11:197-201.

50. Arora J, Sharma S, Blyth M. The role of pre-operative templating in primary total knee replacement. Knee Surg Sports Traumatol Arthrosc. 2005;133:187-9.

51. Lee IS, Choi JA, Kim TK, Han I, Lee JW, HS K. Reliability analysis of 16-MDCT in preoperative evaluation of total knee arthroplasty and comparison with intraoperative measurements. AJR Am J Roentgenol. 2006;186:1778-82.

52. Novotny J, Gonzalez MH, Amirouche FM, Li YC. Geometric analysis of potential error in using femoral intramedullary guides in total knee arthroplasty. Journal of Arthroplasty. 2001;16:641-7.

53. Insall JN, Windsor RE, Scott WN. Desenvolvimento histórico, classificação e caraterísticas das próteses do joelho. Surg of the Knee, 2nd edn. Churchill Livingstone. 1993:677 -705.

54. Jenny JY, Boeri C. Low reproducibility of the intra-operative measurement of the transepicondylar axis during total knee replacement (Baixa reprodutibilidade da medição intra-operatória do eixo transepicondilar durante a substituição total do joelho). Ata Orthrop Scand. 2004;75:74-7.

55. Nabeyama R, Matsuda S, Miura H, Mawatarl 1, Kawano T, Iwamoto Y. The accuracy of image guided knee replacement based on computed tomography. J Bone Joint Surg Br. 2003;86:366-71.

56. Ko PS, Tio MK, Tanf YK, et al. Vedação do canal intramedular do fémur com um tampão de osso autólogo na artroplastia total do joelho. J Arthroplasty. 2003;18:6-9.

57. BOA-BASK. (2004). Knee replacement: A guide to good practice. [em linha] [Acedido em 2004].

58. Ritter MA, Berend ME, Meding JB, et al. Acompanhamento a longo prazo da substituição total do joelho com componentes anatómicos graduados que retêm os cruzados posteriores. Clin Orthop Relat Res. 2001;388:51-7.

59. Brouwer RW, Jakma TS, Bierma-Zeinstra SM, et al. The whole leg radiograph: standing versus supine for determining axial alignment. Ata Orthrop Scand. 2003; 74:565-8.

60. Lonner JH, Laird MT, Stuchin SA. Effect of rotation and knee flexion on radiographic alignment in total knee arthroplasties (Efeito da rotação e flexão do joelho no alinhamento radiográfico em artroplastias totais do joelho). Clin Orthop Relat Res. 1996;331:102-6.

61 Claus A, Asche G, Brade J, et al. Risk profiling of postperative complications in 17,644 total knee replacements. Unfallchirurg. 2006;109(1):5-12.

62. Dorr LD, Merkel C, Mellman MF, et al. Embolia gordurosa em artroplastia total do joelho bilateral. Factores preditivos de manifestações neurológicas. Clin Orthop Relat. Res. 1989; 248: 112-8; discussão 118-9.

63. Gioe TJ, Killeen KK, Grimm K, et al. Porque é que as próteses totais do joelho são revistas? Analysis of early revision in a community knee implant registry. Clin Orthop Relat Res. 2004;428:100-06.

64. Sharkey PF, Hozack WJ, Rothman RH, et al. Artigo do Prémio Insall. Why are knee replacements failing today? Clin Orthop Relat Res. 2002;404:7-13.

65. Fehring TK, Odum S, Griffin WL, Mason JB, Nadaud M. Early failure in total knee arthroplasty. Clin Orthop Relat Res. 2001;392:315-8.

66. Sculco TP, Colwell CW, Pellegrini Jr VD, et al. Prophylaxis Against Venous Thromboembolic Disease in Patients Having a Total Hip or Knee Arthroplasty. J Bone Joint Surg Am. 2002;84:466-77.

67. Mihalko WM, Boyle J, Clark LD, et al. A variabilidade do alinhamento intramedular do componente femoral durante a artroplastia total do joelho. J Arthroplasty. 2005;20(1):25-8.

68. Stulberg SD, Loan P, Sarin V. Navegação assistida por computador na substituição total do joelho: Resultados de uma experiência inicial de trinta e cinco pacientes. J Bone Joint Surg Am. 2002;84(Suppl 2):90-8.

69. Teter KE, Bergman D, Colwell CW. Accuracy of intramedullary versus extramedullary tibial alignment cutting systems in total knee arthroplasty. Clin Orthop Relat Res.1995;321:106-10.

70. Incavo SJ, Coughlin KM, Beynnon BD. Femoral component sizing in total knee arthroplasty: size matched resection versus flexion space balancing. J Arthroplasty. 2004;19(4):493-7.

71. Nagamine R, Miura H, Bravo CV, et al. Anatomic variations should be considered in total knee arthroplasty. J Orthop Sci. 2000;5:232-7.

72. Thienpont E, Paternostre F, Pietsch M, Hafez M, Howell S. Total knee arthroplasty with patient-specific instruments improves function and restores limb alignment in patients with extra-articular deformity. Knee. 2013 Dec;20(6):407-11.

73. Daniilidis K, Tibesku CO (2014) A comparison of conventional and patient-specific instruments in total knee arthroplasty. Int Orthop 38(3):503-508

74. Bali K, Walker P, Bruce W (2012) Artroplastia total do joelho à medida: a nossa experiência inicial em 32 joelhos. J Arthroplasty 27(6):1149-1154

75. Boonen B, Schotanus MG, Kerens B, van der Weegen W, van Drumpt RA, Kort NP (2013) Intra-

operative results and radiological outcome of conventional and patient-specific surgery in total knee arthroplasty: a multicentre, randomised controlled trial. Knee Surg Sports Traumatol Arthrosc 21(10):2206-2212

76. Chareancholvanich K, Narkbunnam R, Pornrattanamaneewong C (2013) A prospective randomised controlled study of patient-specific cutting guides compared with conventional instrumentation in total knee replacement. Bone Joint J 95-B(3):354-359

77. Chen JY, Yeo SJ, Yew AK, Tay DK, Chia SL, Lo NN, Chin PL (2014) Os resultados radiológicos da instrumentação específica do paciente versus artroplastia total do joelho convencional. Knee Surg Sports Traumatol Arthrosc 22(3):630-635

78. Nam D, Maher PA, Rebolledo BJ, Nawabi DH, McLawhorn AS, Pearle AD (2013) Guias de corte específicos do paciente versus um sistema de cirurgia assistida por computador sem imagem na artroplastia total do joelho. Knee 20(4):263-267

79. Ng VY, DeClaire JH, Berend KR, Gulick BC, Lombardi AV Jr (2012) Melhoria da exatidão do alinhamento com guias de posicionamento específicos do doente em comparação com a instrumentação manual na ATJ. Clin Orthop Relat Res 470(1):99-107

80. Noble JW Jr, Moore CA, Liu N (2012) O valor da instrumentação compatível com o paciente na artroplastia total do joelho. J Arthroplasty 27(1):153-155

81. Nunley RM, Ellison BS, Ruh EL, Williams BM, Foreman K, Ford AD, Barrack RL (2012) Os blocos de corte específicos do doente são rentáveis para a artroplastia total do joelho? Clin Orthop Relat Res 470(3):889-894 82. Nunley RM, Ellison BS, Zhu J, Ruh EL, Howell SM, Barrack RL (2012) Os guias específicos do paciente melhoram o alinhamento coronal na artroplastia total do joelho? Clin Orthop Relat Res 470(3):895-902

83. Parratte S, Blanc G, Boussemart T, Ollivier M, Le Corroller T, Argenson JN (2013) Rotação na artroplastia total do joelho: nenhuma diferença entre instrumentação específica do paciente e

convencional. Knee Surg Sports Traumatol Arthrosc 21(10):2213-2219 84 Pietsch M, Djahani O, Zweiger C, Plattner F, Radl R, Tschauner C, Hofmann S (2013) Custom-fit minimally invasive total knee arthroplasty: effect on blood loss and early clinical outcomes. Knee Surg Sports Traumatol Arthrosc 21(10):2234-2240

85. Victor J, Dujardin J, Vandenneucker H, Arnout N, Bellemans J (2014) Patient-specific guides do not improve accuracy in total knee arthroplasty: a prospective randomized controlled trial. Clin Orthop Relat Res 472(1):263-271

86. Vundelinckx BJ, Bruckers L, De Mulder K, De Schepper J, Van Esbroeck G (2013) Avaliação dos resultados funcionais e radiográficos a curto prazo do sistema Visionaire, um sistema de instrumentação compatível com o paciente para artroplastia total do joelho. J Arthroplasty 28(6):964-970

87. Yaffe MA, Patel A, Mc Coy BW, Luo M, Cayo M, Ghate R, Stulberg SD (2012) Component sizing in total knee arthroplasty: patient-specific guides vs. computer-assisted navigation. Biomed Tech (Berl) 57(4):277-282

88. Barrett W, Hoeffel D, Dalury D, Mason JB, Murphy J, Himden S (2014) Alinhamento in vivo comparando instrumentação específica do paciente com instrumentação convencional e de cirurgia assistida por computador (CAS) em artroplastia total do joelho. J Arthroplasty 29(2):343- 347

89. Chotanaphuti T, Wangwittayakul V, Khuangsirikul S, Foojareonyos T (2014) A precisão do alinhamento dos componentes em blocos de corte personalizados em comparação com a instrumentação convencional para artroplastia total do joelho: ensaio de controlo prospetivo. Joelho 21(1):185-188

90. Ensini A, Timoncini A, Cenni F, Belvedere C, Fusai F, Leardini A, Giannini S (2014) Avaliações da exatidão intra e pós-operatória de dois sistemas diferentes de instrumentação específicos do doente para substituição total do joelho. Knee Surg Sports Traumatol Arthrosc 22(3):621-629 91. Hamilton

WG, Parks NL (2014) A instrumentação específica do paciente não encurta

tempo cirúrgico: um estudo prospetivo e aleatório. J Arthroplasty 29(7):1508-1509
92 Ivie CB, Probst PJ, Bal AK, Stannard JT, Crist BD, Sonny Bal B (2014) Resultados radiográficos melhorados com artroplastia total do joelho específica do paciente. J Arthroplasty. doi:10.1016/j.arth.2014. 06.024

93. Koch PP, Muller D, Pisan M, Fucentese SF (2013) Precisão radiográfica na ATJ com uma técnica de bloco de corte específica do paciente baseada em TC. Knee Surg Sports Traumatol Arthrosc 21(10):2200-2205

94. Kotela A, Kotela I (2014) Instrumentação baseada em tomografia computorizada específica do doente na artroplastia total do joelho: um estudo prospetivo controlado e aleatório. Int Orthop. doi:10.1007/ s00264-014-2399-6

95. Roh YW, Kim TW, Lee S, Seong SC, Lee MC (2013) A ATJ com instrumentos específicos do paciente é comparável à ATJ convencional? Um estudo controlado e aleatório de um sistema. Clin Orthop Relat Res 471(12):3988-3995

96. Victor J, Dujardin J, Vandenneucker H, Arnout N, Bellemans J (2014) Patient-specific guides do not improve accuracy in total knee arthroplasty: a prospective randomized controlled trial. Clin Orthop Relat Res 472(1):263-271

97. Woolson ST, Harris AH, Wagner DW, Giori NJ (2014) Alinhamento de componentes durante a artroplastia total do joelho com utilização de instrumentação padrão ou personalizada: um ensaio clínico aleatório utilizando a tomografia computorizada para medição do alinhamento pós-operatório. J Bone Joint Surg Am 96(5):366-372

98. Snyder E et al. Recovery and life span of 111indium-radiolabeled platelets treated with pathogen inactivation with amotosalen HCl (S-59) and ultraviolet A light. Transfusion 2004;44:1732-40 99. Thomas JH, Carsten OT. Melhoria da rotação do componente femoral na ATJ utilizando

instrumentação específica do paciente.The Knee 2014Jan ;21(1):268-271 100. Anderl W et al. A instrumentação específica do paciente melhorou o alinhamento mecânico, enquanto o resultado clínico inicial foi comparável à instrumentação convencional na ATJ.Knee Surg Sports Traumatol Arthrosc. 2016 Jan;24(1):102-11.

101. Mizu-uchi H et al. The evaluation of post-operative alignment in total knee replacement using a CT-based navigation system.J Bone Joint Surg Br. 2008 Aug;90(8):1025-31.

102.Krishnan SP, Dawood A,Richards R, Henckel J, Hart AJ.A review of rapid prototyped surgical guides for patient-specific total knee replacement. J Bone Joint Surg Br. outubro de 2012.

103. Thienpont E, Schwab PE, Fennema P. A systematic review and meta-analysis of

instrumentação específica do paciente para melhorar o alinhamento dos componentes na substituição total do joelho. Bone Joint J 2014; 96-B:1052-61.

104. Keurentjes JC et al. Os doentes com osteoartrite radiográfica grave têm um melhor prognóstico no funcionamento físico após a substituição da anca e do joelho: um estudo de coorte. PLoS One. 2013;8(4):e59500. doi: 10.1371Zjournal.pone.0059500. Epub 2013 Apr 3.

105. Lad DG, Thilak J, and Thadi M. Component alignment and functional outcome following computer assisted and jig based total knee arthroplasty. Indian J Orthop. 2013 Jan- Feb; 47(1): 77-82.

106. Sassoon A[1] , Nam D, Nunley R, Barrack R. Systematic review of patient-specific instrumentation in total knee arthroplasty: new but not improved. Clin Orthop Relat Res. 2015 Jan;473(1):151-8.

107. Kotela A et al. Instrumentação baseada em TC específica para o doente versus instrumentação convencional

Instrumentação na artroplastia total do joelho: Um Estudo Prospetivo Randomizado Controlado em Resultados clínicos e dados intra-hospitalares. BioMed Research International Volume 2015 (2015),

Artigo ID 165908, 8 páginas

108. Decking R, Markmann Y, Mattes T, Puhl W, Scharf HP.On the Outcome of Computer-assisted Total Knee Replacement. ACTA CHIRURGIAE ORTHOPAEDICAE ET TRAUMATOLOGIAE CECHOSL; 2007;4.:171

109. Schwarzkopf R, Brodsky M, Garcia GA, Gomoll AH.Surgical and Functional Outcomes in Patients Undergoing Total Knee Replacement With Patient-Specific Implants Compared With "Off-the-Shelf" Implants. Orthopaedic Journal of Sports Medicine. 2015 julho; 3(7).

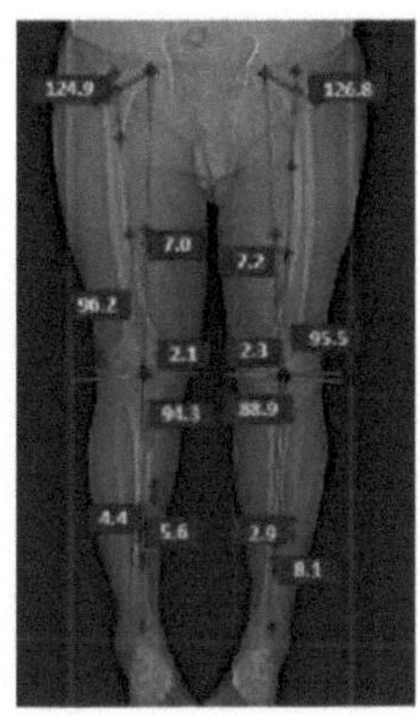

Figure 1

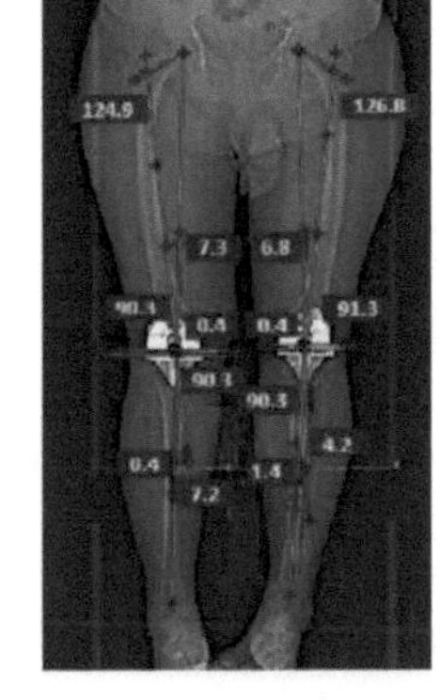

Figure 2

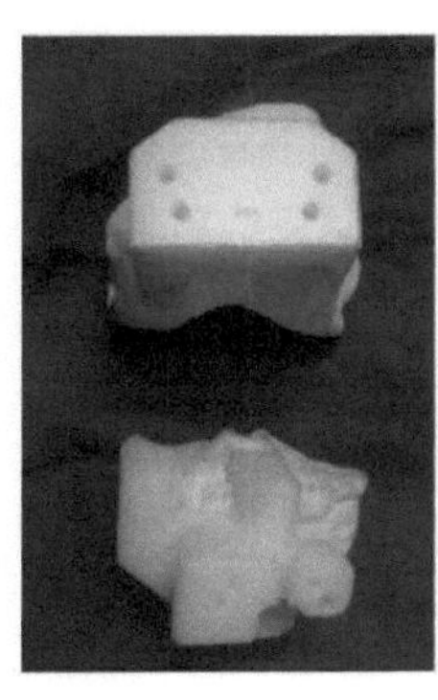

Figure 3

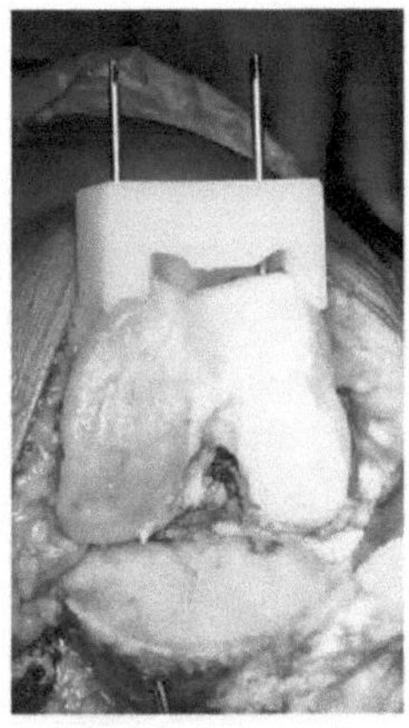

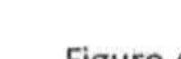

Figure 4

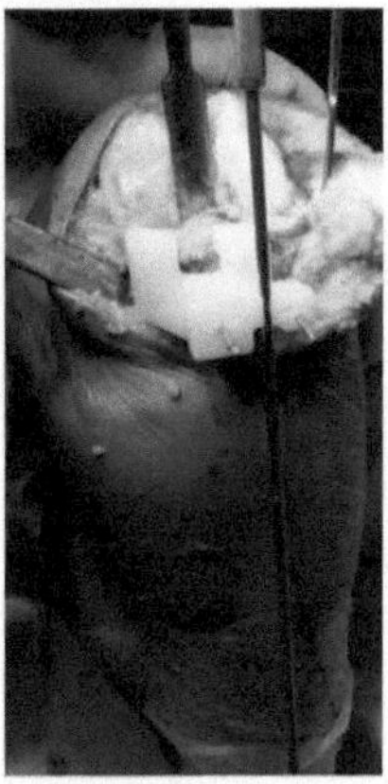

Figure 5

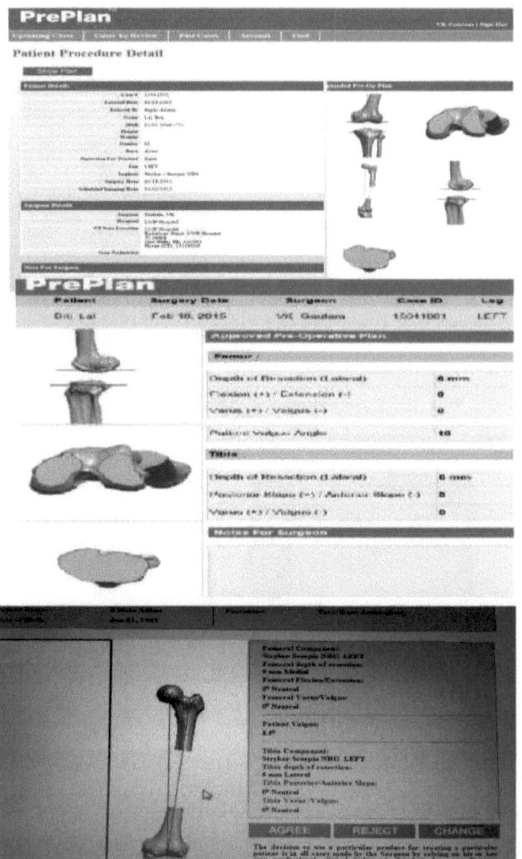

Figure 6

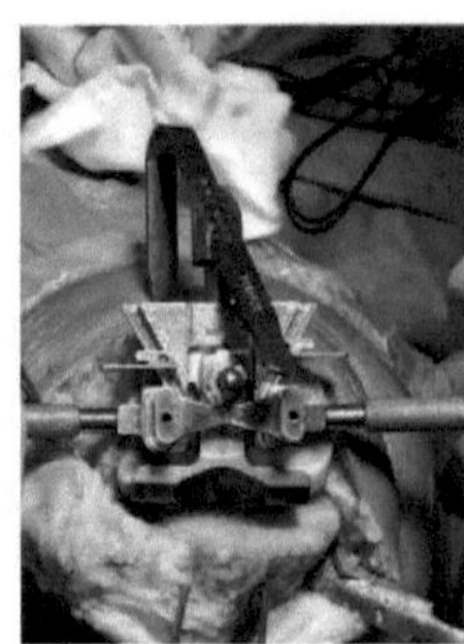

Figure 7

Figura Legendas 1. Escanograma de TC pré-operatório

2. Escanograma de TC pós-operatório

3. Femoral & Tibial Jig on Bone saw model bearing Nome do paciente e do cirurgião

4. Gabarito femoral utilizado no intra-operatório

5. Gabarito tibial com haste de alinhamento utilizado no intra-operatório

6. Planeamento do fabrico de gabaritos em software

7. Gabarito de referência posterior

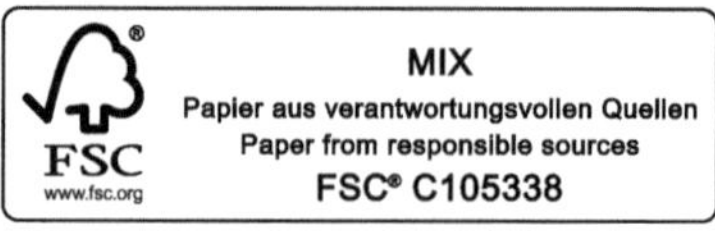

Printed by Books on Demand GmbH, Norderstedt / Germany